杨淑媚
蔡昆道 ◎ 著

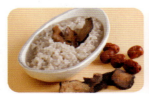 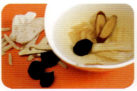 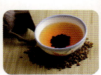

RENTI SHENQI SHIBUSHU

人体神奇食补术

重庆出版集团 重庆出版社

本书由台湾柿子文化事业有限公司正式授权予重庆出版社，出版中文简体字版本。非经书面同意，不得以任何形式任意重制、转载。

版贸核渝字（2010）第224号

图书在版编目(CIP)数据

人体神奇食补术/杨淑媚著.—重庆：重庆出版社，2013.8

ISBN 978-7-229-04839-6

Ⅰ.①人… Ⅱ.①杨… Ⅲ.①食物疗法 Ⅳ.①R247.1

中国版本图书馆CIP数据核字（2013）第117379号

人体神奇食补术
RENTI SHENQI SHIBUSHU

杨淑媚　蔡昆道　著

出 版 人：罗小卫
责任编辑：刘　翼　刘思余
责任校对：李小君
装帧设计：重庆出版集团艺术设计有限公司·刘沂鑫

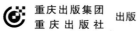 出版

重庆长江二路205号　邮政编码：400016　http://www.cqph.com
重庆出版集团艺术设计有限公司制版
重庆出版集团印务有限公司印刷
重庆出版集团图书发行有限公司发行
E-MAIL:fxchu@cqph.com　邮购电话：023-68809452
全国新华书店经销

开本：787mm×1 092 mm　1/16　印张：14　字数：150千
2013年8月第1版　2013年8月第1次印刷
ISBN 978-7-229-04839-6
定价：29.80元

如有印装质量问题，请向本集团图书发行有限公司调换：023-68706683

版权所有　侵权必究

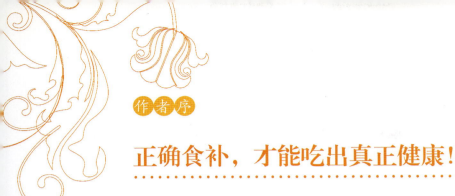

作者序

正确食补，才能吃出真正健康！

我的身体很虚，需要补一补，但要怎么进补呢？
平时就可以食补吗？
夏天食补会不会上火？
麻油鸡、姜母鸭（姜母：闽南语，即为老姜）、羊肉汤锅适合我吗？

　　每当我们想进补时，总会有很多疑问，不知道要怎么补才适合自己。药膳食补是将具有补性的中药搭配食材，经过料理后食用，让原本虚弱的体质达到补养调理的效果。药膳食补的种类很多，想要进补的时候，必须先知道自己的体质状态，因为不同的体质，适合的药膳食补就不同。若原本身体很壮实，就不需要进补，以免补过头而上火了。

　　每个人身体虚弱的情况并不相同，我们将虚性体质分成气虚、血虚、阴虚、阳虚四大类，但由于五脏（肝、心、脾、肺、肾）也会有虚损的情况，其中常见的是脾虚和肾虚，所以我们也特别将之加入介绍。各类体质有其辨别要点，分辨清楚体质后，才知道什么食补比较适合。食补对了能改善体质，食补错了不仅无法改善体质，反而愈补身体会愈差，不可不谨慎小心。

　　中医药是中国数千年传承下来的经验医学，除了治病的疗效外，许多中药亦具有补益的作用，可以用来改善虚弱的体质，这也是中药治病的特色。中药的补药分成补气药、补血药、滋阴药和补阳药，我们另外加入了补脾药和补肾药。这些补药除了由中医师开立处方来补养身体外，补性中药也可和食材一起料理变成美味可口的中药膳，于平时当菜肴食用，十分方便实用。

　　有的人认为食补是年纪大者的权利，或是认为等年纪大了再来注重养生就可以了，其实不然，只要身体虚弱就可以进补，但要注意的是，虚的情况不同，补的方式就不同，不同年纪也有不同的药膳原则，不可胡乱进补。在进补后若出现口干、失眠、多梦、燥热、多汗和便秘其中任一项症状，就表示进补的方式不对，必须改变或是停止进补。

　　本书第一部分介绍什么是药膳食补，让大家对食补有一定的认识，并了解进补的禁忌和注意事项。第二部分介绍各种食补中药，我们将具有补益作用的中药分成补气、补血、滋阴、补阳、补脾和补肾 6 大类，每一种中药都列出品种来源、性味、选购要领、功效、现代药理作用、禁忌和一般用量。第三部分则对 6 大类体质进行介绍，让大家知道虚性体质的辨别特点，也列出了各类体质适合食用的蔬菜水果、蔬果食疗、中药及药膳食补。第四部分则是介绍 27 种常见疾病适合的饮食，内容包括饮食注意事项及辅助性食疗。生病时除了正规的医疗诊治外，搭配适合的食疗，可辅助改善病情，并且调整体质、增强体力。希望大家都能正确食补，吃出健康。

杨淑媚
中国台湾医药大学北港附设医院中医部主治医师

吃福气、补健康

　　吃是一种福气与享受，不管是夜市小吃，或是五星级的高级御膳，都有琳琅满目的药膳美食。从药炖排骨、药炖土虱、十全大补汤到人参鲍鱼等，皆令人垂涎三尺，然而这些人间美味，对每一个人而言，是否正如所说"有病治病，无病强身"有一石二鸟之功呢？在你我之间这应该一直都是个疑惑。

　　正因如此，这让我们心中燃起一个理想，希望以中西医专业背景来详细介绍，怎么依个人体质去食补，食补要注意哪些禁忌，如何选取好的中药材，及了解它的功效，到针对不同疾病，烹饪出美味的食疗方食补佳肴。我们借由文字的介绍，认真地来解开大家对食补的疑惑，以期达到治病强身之效。

　　现代人强调养生，注重健康，防患疾病于未然，同时也不想为文明病所困扰。食疗方食补早已在中国文化里根深蒂固，要如何才能吃得有福气，补得更健康呢？告诉您，就在这本《人体神奇食补术》里。

蔡昆道
中国台湾医药大学北港附设医院内科医疗部主任

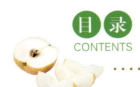

目录 CONTENTS

- 1 作者序

吃对食补不生病

- 2 认识药膳食补
- 5 什么人用什么食补
- 9 进补的禁忌和注意事项
- 13 量身定做的药膳食补
- 20 选购及储存中药注意事项
- 22 食补十大误区和迷思

食补中药百科

- 25 **补气药**
  黄芪、人参、西洋参、党参、大枣、山药、甘草、白术

- 41 **补血药**
  熟地黄、何首乌、龙眼肉、白芍、当归、川芎、阿胶

- 55 **滋阴药**
  天门冬、麦门冬、石斛、百合、沙参、枸杞子、黑豆、龟甲、玉竹、桑葚

- 75 **补阳药**
  菟丝子、补骨脂、冬虫夏草、核桃、肉桂、茴香、巴戟天、骨碎补

  补肾兼补阳：淫羊藿、肉苁蓉、杜仲、续断

- 91 **补脾药**
  茯苓、薏苡仁、陈皮、神曲、干姜、莲子、谷芽、芡实

  补气兼补脾：山药、党参、白术、红枣、甘草

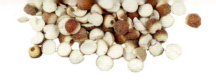

 107 补肾药

牛膝、淫羊藿、肉苁蓉、杜仲、续断

补血兼补肾：何首乌

滋阴兼补肾：枸杞子、桑葚、黑豆、龟甲

补阳兼补肾：巴戟天、菟丝子、补骨脂、骨碎补、冬虫夏草、核桃仁、肉桂

聪明吃补（6种体质适合的食补）

 118 适合气虚体质的食补

体力、精力差，稍微劳动一下就喊累；平时懒得讲话，说话声音小；脸色苍白、无光泽，胃口不好而且消化不良

 122 适合血虚体质的食补

脸色、唇色都常常苍白无血色；四肢发麻、容易感到头晕；月经量少色淡；常失眠心悸，还有低血压

 126 适合阴虚体质的食补

体形消瘦、肌肤干燥；怕热爱喝冷饮，而且容易口干口渴，也有盗汗的情况；常失眠心烦、头昏、手足心热热的

 130 适合阳虚体质的食补

怕冷、手脚也总是冰冷，喜欢喝热饮，饮食太生冷的话容易腹痛或腹泻；腰酸软、嗜睡、精神倦怠、性欲减退

 133 适合脾虚体质的食补

面黄肌瘦但是肢体容易浮肿、容易拉肚子、食欲差、四肢无力

 138 适合肾虚体质的食补

常感到头晕、耳鸣或重听；足跟易痛、腰部无力；呼吸气短、频尿、不孕不育、膝酸软无力或酸痛

疾病中药食疗（10种系统常见疾病的饮食原则和药膳）

142 呼吸系统
咳嗽、感冒、咽痛、声音沙哑

150 消化系统
食欲不振、消化不良、呃逆、腹泻、便秘、消化性溃疡

163 心血管系统
高血压、冠心病

169 泌尿系统
排尿困难、小便不利、泌尿道感染

174 内分泌新陈代谢系统
糖尿病、高脂血症

179 肝胆系统
肝炎

182 妇科疾病
月经失调、痛经、白带、妊娠呕吐、产后乳少

193 儿科杂症
小儿遗尿、小儿疳积、营养不良

198 皮肤系统
青春痘、湿疹

202 文明病
贫血、失眠、筋骨酸痛

208 附录：食补、食疗索引

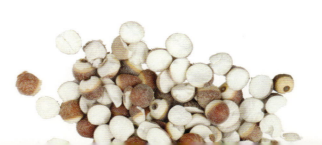

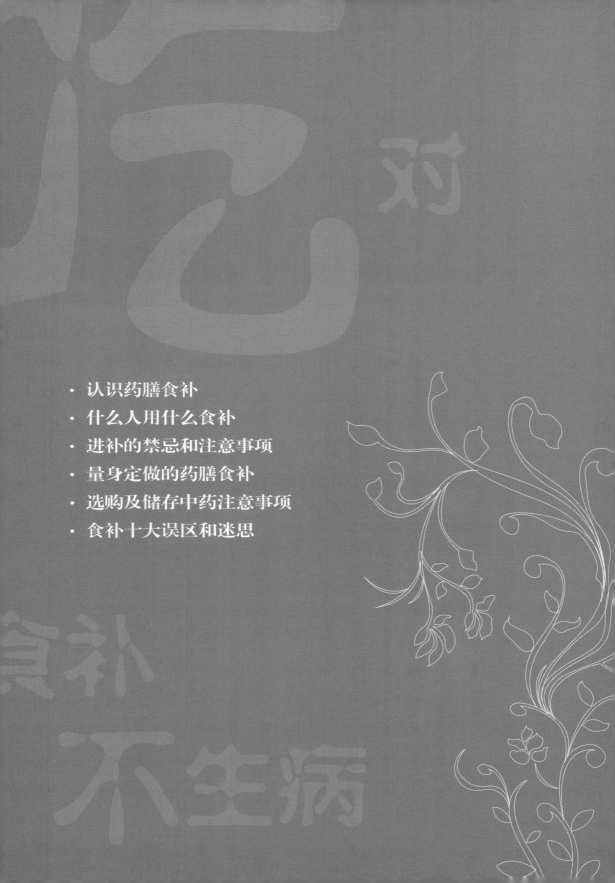

- 认识药膳食补
- 什么人用什么食补
- 进补的禁忌和注意事项
- 量身定做的药膳食补
- 选购及储存中药注意事项
- 食补十大误区和迷思

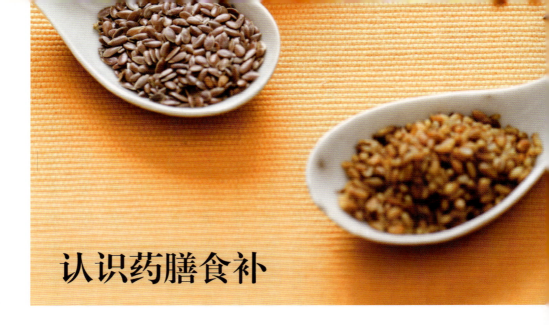

认识药膳食补

药膳食疗并不是只把食物和中药加在一起这么简单，它必须经过中医理论基础的辨证论治指导，并考量每一个人身体状态的差异性，才能针对不同的人给予不同的药膳，以达到调理身体的目标。

"药膳食补"是药膳食疗中的一部分，我们将具有补性的中药搭配食材，经过料理后食用，可让原本虚弱的体质达到补养调理的作用。

但是，每个人体质虚弱的情况不尽相同，有的人是气虚、有的人是血虚、有的人是阴虚、有的人是阳虚、有的人是脾虚、有的人是肾虚；不同虚弱体质的人所适合吃的中药和中药膳并不相同，必须有所区别，以免补错了反而适得其反，愈补身体反而愈差。

一般人没有生病，并不需要吃药，但是适当地食用一些保健养生药膳，对于身体的保养是有需要的，尤其是一些原本禀赋不足、先天体质较差的人，或是年老体弱的人，更适合食用药膳食补来改善体质、延年益寿。

至于生病的人，则须与医师配合治疗疾病，正规服用药物；当然，在就医治疗之余，也可以搭配适当的药膳调理，让自己的身体康复得更快、更好。另外，在一些慢性疾病的调理上，药膳食疗还能提高患者的体力、增强抵抗力、改善症状，进而提升日常生活的品质。

药膳食补的烹调方式

药膳是由中药、食物和调味料互相搭配料理而成，依据药膳烹调料理的方式，我们列出常见的8种。

鲜汁茶饮	用中药的药汁，再加上新鲜的果汁或蔬菜汁，混合后饮用。中药用开水冲泡后饮用，或是将中药稍微煮过，将药汁当日常饮茶一样饮用。此外要厘清的是，所谓的药茶不一定都含有茶叶喔！
药酒	中药用酒浸泡或酿制，制作成药酒饮用。
药汤	中药和食材加水共煮成汤，可单独饮用，或是当成菜汤来饮用。
药粥	中药和米共煮成粥，亦可先将中药加水煎煮，去渣取中药汁，药汁再和米煮成药粥。
蜜膏	中药和食材加水煎煮，去渣取汁，等药汁浓缩以后，加入蜂蜜或冰糖再炼成膏状。
菜肴	各种食材（肉类、蔬菜或水果）加入中药一起烹煮成菜肴，料理方式炖、蒸、煮、炒等皆可，除了当药膳之外，亦可当成菜肴，三餐配饭食用。
米饭	中药与米共煮成饭；亦可先将中药加水煎煮，去渣取汁，药汁再和米煮成饭。
其他	除了以上常见的药膳烹调方式，也有药糕、药饼等料理方式。有些药膳的烹调方式较为烦琐，日常以方便烹调的方式较为适合，不必太过复杂。

煎煮药膳的秘诀

煎煮药材的方式用得对，才不会让药膳的养生功能打折喔！

器具	最好是用砂锅或陶瓷锅来煎煮药膳，现今常用的不锈钢容器也是不错的选择，但是切忌使用铁、铝、锡或其他金属器皿，因为金属容易和中药产生化学反应。
水量	一般水量以盖过药材1~2厘米为准，药膳汤的水量可以多一点，可以是所有食材的2~3倍水量。煎煮前如果能先用冷水浸泡约30

药膳食疗和食补有何不同？

"药膳食疗"指中药加食物烹煮料理过后食用，有许多不同的种类，有的用来清热，有的用来利通大便、利通小便，或是利湿等，其中，具有补益效果、可以强健身体者，才会被称作"药膳食补"。

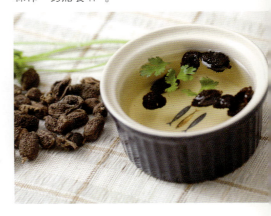

药膳食补3大特点

1. 注重体质状态，分辨清楚体质之后，才予以适合的药膳来进补。
2. 药膳有别于药物的治疗，药膳既能改善疾病，又可以强身、预防疾病的产生。
3. 中药良药苦口，药膳良药可口。药膳由中药和食物搭配料理，所以变好吃了，而且可以在三餐中当菜肴食用，一举数得。

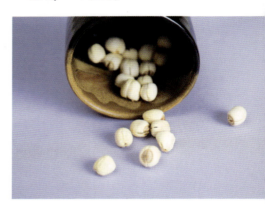

火候 分钟，可以让药材更充分吸收水分，使其中的有效成分更容易溶于水中，以发挥最大的药效。此外，浸泡药材的水不用倒掉，直接和药材一起煮。

煎一般药材，应该先用大火加热煮沸，然后用小火煎煮，以免药汁溢出，也可以避免药汁煎干的情况发生，此外，用自动煎药器煎煮也是不错的方式。一般食用的中药膳也可用电饭锅来煮，不用担心火候的问题。

烹煮时间 一般可以使用电饭锅烹煮药膳，比较方便快速。只要将药材、食材一起放入锅中烹煮30~50分钟就可以了，但时间仍应依药材与食材内容而作调整。如果使用煤气炉烹煮，可以先用大火将药材与食材煮沸，再转小火煮约30分钟。药茶的烹煮时间则约为15~20分钟即可。

调味 药膳所使用调味料很简单，有时仅需加入少许盐或糖调味即可，因为中药本身就有很好的味道了。另外，中药里的肉桂、大茴香、小茴香等具有辛香气味的中药，由于本身的气味很香，故既是中药又可当调味料使用，真是一举两得！

服用时间 药膳通常以两餐之间服用效果最好；镇静安神药膳可以在睡前服用以加强疗效；如果是肠胃功能不好的人，则建议在饭后食用。另外，药膳也可当菜肴于正餐时享用。

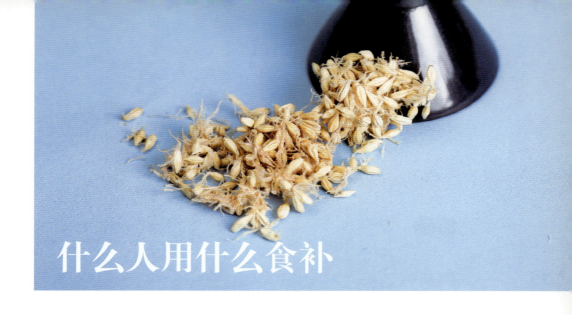

什么人用什么食补

中医强调要依照各人体质、症状来使用药材，所以进补之前，必须先了解自己适不适合食补。人的体质有"寒、热、虚、实"四种主要类型，"补"主要是针对"虚"而言，中国医学明确指出："虚则补之"，亏什么补什么、何脏虚补何脏，才是正确的进补方法。

虚主要可分为气虚、血虚、阴虚、阳虚四种：

1. **气虚** 主要易有不爱说话、头晕目眩、烦躁、容易疲倦、身体无力、不耐劳动、食欲不振、容易腹胀、容易出汗等症状。

   适合药材为**补气药**：人参、黄芪、白术、山药、大枣等。

2. **血虚** 主要易有脸色苍白、无血色、四肢发麻、头晕、耳鸣、女性月经量少色淡易头痛、指甲及嘴唇淡白、容易失眠、多梦、心悸（心脏偶尔会怦怦跳，速度跳得快了点）、低血压等症状。

   适合药材为**补血药**：当归、何首乌、芍药、龙眼肉、熟地黄等。

3. **阴虚** 大多是慢性病所引起的虚证现象，身体能量会不断地消耗，易有身体消瘦、皮肤干燥易痒、手足心发热、口干

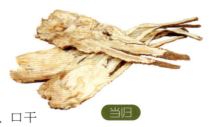

当归

舌燥、干咳少痰、盗汗、小便色黄、容易便秘、多梦失眠、头昏眼花、爱喝冷饮、经常口渴、女性经前症候群等症状。

适合药材为**滋阴中药**：沙参、玉竹、枸杞子、麦冬、百合等。

4. **阳虚** 长期虚弱，是气虚恶化的表现，常出现在体弱、老年人的身上。常有怕冷畏寒、四肢冰冷、容易腹泻、排尿频繁、腰膝酸软（腰酸，膝盖无力）、说话有气无力、嗜睡、行动无力、精神疲乏、月经量多、白带清稀、性欲减退、阳痿早泄等症状。

适合药材为**补阳中药**：补骨脂、骨碎补、肉桂、菟丝子、茴香等。

除了气虚、血虚、阴虚、阳虚以外，脾虚和肾虚体质亦很常见，所以之后也会加以说明。切记不同虚性体质的人，适合不同的药膳食补，补对了才会让身体更健康；补错了身体反而会愈补愈差，那还不如别补！

中 医和西医眼中的脾&肾

中医眼中的脾和西医的脾脏（spleen）并不相同，中医的脾与消化系统较有关系，指的是肠胃的功能状态。中医的肾和西医的肾脏（kidney）亦并不相同，中医的肾涵盖的范围较广，与生殖系统、骨骼系统和泌尿系统皆有相关。

不同虚性体质的主要症状

体质类别	主要症状
气虚体质	1.呼吸气短，神疲乏力 2.脸色苍白没有光泽 3.懒得讲话，讲话的声音比较小声 4.东西吃得少且消化差 5.容易流汗
血虚体质	1.面色萎黄，上下眼睑翻开来看呈现苍白无血色，嘴唇比较苍白 2.指甲较淡白、脆薄易断 3.头晕眼花，蹲下去再站起来容易头晕 4.心悸 5.容易健忘（忘东忘西） 6.失眠睡不着 7.心情容易烦躁 8.手脚会麻 9.容易掉头发 10.头痛（隐隐的痛不是很剧烈） 11.女性的月经会比较晚

体质类别	主要症状
血虚体质	来，超过一个月来一次，月经的量比较少，颜色也比较淡，严重的血虚会有月经不来的现象，容易流产　12.有的人会有便秘的现象
阴虚体质	1.一阵热消退后又一阵热，热属于自觉性发热，体温不见得会上升，热退时会盗汗，这叫做"潮热盗汗"　2.手足心摸起来热热的　3.心情容易烦躁　4.身体消瘦，下午两颧红红热热的　5.嘴巴及咽喉干燥　6.头晕目眩　7.失眠睡不着　8.小便量少，小便颜色偏深黄色　9.大便较干硬
阳虚体质	1.怕冷且手脚容易冰冷　2.疲劳倦怠，体力差，呼吸气短　3.懒得讲话　4.容易流汗　5.脸色呈淡白色　6.嘴巴感觉没有味道，吃东西较没滋味　7.较不会口渴，水喝得少　8.小便清清的，量多　9.大便质软稀或有点拉肚子
脾虚体质	1.面黄肌瘦　2.疲劳倦怠，胸部肺活量较小　3.懒得讲话，食欲差，吃不下，吃下东西肚子就胀了　4.大便较软或腹泻　5.四肢无力，肢体容易浮肿
肾虚体质	1.头晕　2.耳鸣或重听　3.腰膝酸软　4.足跟疼痛　5.呼吸气短，走路易喘促　6.容易流汗　7.疲劳倦怠，面色苍白　8.小便频数，或尿完后尚有余尿，严重者会尿失禁　9.性功能减退，不孕不育

不同虚性体质适合吃的中药

体质&中药	中药名称	主要功效
气虚体质 补气中药	黄芪、人参、西洋参、党参、白术、大枣、山药、甘草	・强壮作用 ・增强免疫力
血虚体质 补血中药	熟地黄、何首乌、阿胶、当归、川芎、芍药、龙眼肉	・养血安神 ・改善贫血
阴虚体质 滋阴中药	天门冬、麦门冬、玉竹、石斛、百合、沙参、枸杞子、桑葚子、黑大豆、龟甲	・生津润燥 ・滋润退虚火
阳虚体质 补阳中药	1.巴戟天、菟丝子、补骨脂、骨碎补、冬虫夏草、核桃仁、肉桂、茴香 2.补肾药中有补阳效果：淫羊藿、肉苁蓉、杜仲、续断	・促进血液循环 ・温暖身体
脾虚体质 补脾中药	1.茯苓、薏苡仁、陈皮、神曲、谷芽、干姜、芡实、莲子 2.补气药中有补脾效果： 　山药、党参、白术、红枣、甘草	・帮助消化 ・改善肠胃功能
肾虚体质 补肾中药	1.牛膝、淫羊藿、肉苁蓉、杜仲、续断 2.补血药中有补肾效果：何首乌 3.滋阴药中有补肾效果： 　枸杞子、桑葚子、黑大豆、龟甲 4.补阳药中有补肾效果： 　巴戟天、菟丝子、补骨脂、骨碎补、冬虫夏草、核桃仁、肉桂	・强筋壮骨 ・改善生殖系统功能

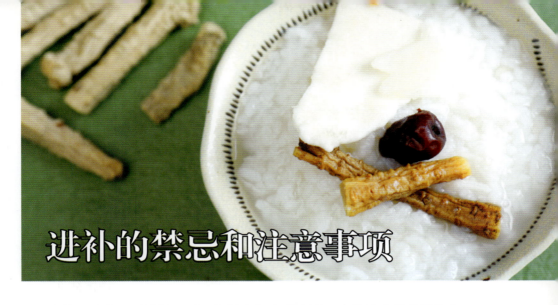

进补的禁忌和注意事项

身体强壮者不需进补；对于想健身长寿者来说，光靠补药并非最佳办法，还应适当运动锻炼、饮食均衡、多用大脑等，才能达到真正意义上的养生。

不可胡乱进补，热性体质的人不宜补

体虚者补虚也有气虚、血虚、阳虚、阴虚之别，进补要兼顾气血阴阳，不可一味进补，进补失当反而易引发疾病，故进补最好在医师指导下进行。

一般来讲热性体质（实热）的人不宜进补，热性体质的特征如下：20个选项中，只要有7个以上的钩，就可以高度怀疑是热性体质了。

热性体质自我检测表

部位	✓	主要症状
头部		头部发热、颜面潮红
五官		眼睛布满血丝
四肢		身体容易上火发炎
躯干（胸腹部）		容易紧张兴奋、心跳速度快
		经常便秘
皮肤		脸上、身上易长痘疹
泌尿生殖系统		尿少而色黄
		妇女生理周期常提早

续表

部位	✓	主要症状
泌尿生殖系统		女性分泌物浓而有异味
综合征状		常口干舌燥
		不喜热饮、嗜喝冷饮
		不喜吃热性食物
		喜欢说话,声音又大又急
		体温比别人高、容易流汗
		汗味浓、有体臭
		十分怕热
		腺体亢进、代谢旺盛、容易饿
		容易烦躁不安、性急易怒
		舌苔较厚、颜色偏黄
		脉搏跳得又快又强

想确定自己是否适合食补,吃完补品时,请留意是否出现下列症状,只要有一项就得停止进补该补品,你需要的可能是其他进补方式如凉补、滋阴等。

1.口干　2.睡不着、多梦　3.燥热　4.多汗　5.便秘

另外要特别注意的是,除了热性体质,一般若有感染症、感冒、急性肠胃炎、疮疡肿毒或痔疮肿痛的情况不能进补,以免留邪(致病因素)为寇。

不以补药的价格论优劣

对于补药,绝不要存在愈贵愈好、愈贵愈有效的想法。中医认为,药物只要运用得当,大黄可以当补药;服药失准,人参亦可为毒草,曾经就有人因为服用过多的人参,出现了异常兴奋、烦躁、激动、失眠、多梦、口干、腹胀、便秘等人参滥用综合征。

食物和中药食用禁忌

食材绝不能与某些中药一起吃:
1. 猪肉——乌梅、橘梗、黄连、胡黄连、苍术、百合。
2. 猪血——地黄、何首乌。
3. 猪心——吴茱萸。
4. 羊肉——半夏、菖蒲。
5. 鲫鱼——厚朴、麦冬。
6. 鲤鱼——砂仁。
7. 鸭蛋——李子、桑葚子。
8. 麻雀肉——白术、李子。

进补不要过于滋腻厚味

对于身体虚弱、脾胃消化不良，经常腹泻、腹胀者，首先要恢复脾胃的功能，只有脾胃消化功能良好，才能保障营养成分的吸收，否则再多的补品也是无用。因此，进补不要过于滋腻厚味，应以易于消化为准则。

另外，患疮疡、过敏性皮肤病或手术后的人忌食"发物"，以免加重病情或延缓愈合（容易动风、助火、生痰的食品，如虾、蟹、猪头、酒、葱、韭菜等食物）。

不同年龄的药膳应用原则

生命各阶段的身体状况各不相同，药膳食补的运用重点自然也会不同！

儿童（0～12岁）

儿童处在人生的生长、发育阶段，身体尚未成熟与完善，稚阴稚阳，易虚易实，脏腑娇嫩，此时必须有充足的营养，应进食各类食物不可偏食，特别是蛋白质、脂肪、维生素和钙、铁、锌等矿物质的摄取。同时，儿童容易出现热症、阳症，以及消化不良等现象，所以，儿童药膳一般应以清热、健脾、消积为主才是。

什么是消积？
"食积"指的是日积月累堵塞肠道的那些未充分消化的食物，而消积就是在改善去除食积的症状。

青少年（13～20岁）及成年人（21～40岁）

青少年及成年人脏腑功能、组织器官都处在发育鼎盛时期，因此膳食只要求数量足够、营养素种类齐全，至于要不要吃药膳补身体，一般无关紧要。若身体较虚弱，可依自己虚损类型，选择正确的进补方式。我们把虚性体质分成六大类(气虚、血虚、阴虚、阳虚、脾虚、肾虚)，可以依体质来进补。

中年人（41～60岁）

中年人的身心劳动强度大、消耗多，甚至有人进入中年以后,新陈代谢频率逐渐趋向衰退，以致容易出现脏腑功能失调，进而产生各种疾病，所以中年人可以适当进食一些药膳。中年人一般应选用补肾、健脾、疏肝等方面的药膳，从而达到强身健体、提神醒脑、抗疲劳、抗衰老的保健作用。

老年人（60岁以上）

老年人，由于新陈代谢减慢、消化功能减弱、生命活力趋向迟钝，因而须发转白、骨质疏松、皮肤生斑起皱，一些退行性疾病如心脏血管疾病、老年性痴呆等疾病容易出现。因此，老年人的饮食应少而精、清而淡，并降低总热量的摄入。主食宜粗，脂肪宜少，维生素和矿物质宜充足，低盐少油。老年人的药膳，应注意补虚，重在补养脾胃、祛邪，坚持攻补兼施，忌用猛攻或峻补。

孕妇与中药的禁忌

怀孕为女人人生中最重要的阶段之一，进补时药材的选用需特别谨慎。

绝对禁止使用的中药

1. 辛香通窍药：麝香。
2. 大毒药：水银、清粉、斑蝥、蟾蜍。
3. 破血逐瘀药：水蛭、虻虫、莪术、三棱。
4. 峻下逐水药：巴豆、牵牛、芫花、甘遂、商陆、大戟。

绝对禁用的中成药

牛黄解毒丸、牛黄清心丸、龙胆泻肝丸。

需谨慎使用的中药

1. 活血祛瘀药：桃仁、川红花、藏红花、蒲黄、五灵脂、乳香、没药、刘寄奴、泽兰、苏木、皂角刺、延胡索、地鳖虫、牛膝。
2. 攻下利水药：大黄、芒硝、冬葵子、木通。
3. 行气破滞药：枳实。
4. 辛热温里药：附子、肉桂、干姜。
5. 据前人经验，妇女怀孕早期忌服薏仁。

孕妇需注意使用的中药

妇女怀孕后，一般都有阴血偏虚、阳气偏盛（俗称有胎火）的情况，即使是补药，如人参和鹿茸，也不可乱服。除人参和鹿茸外，一些温热性的药物，如附子、干姜、肉桂、核桃肉等，必须慎用、少用，否则可能出现轻度不安、烦躁失眠、咽喉干痛等上火的症状。一般而言怀孕后并不需特别服用补药，若需食补，也须由专业中医师来开立会比较安全。

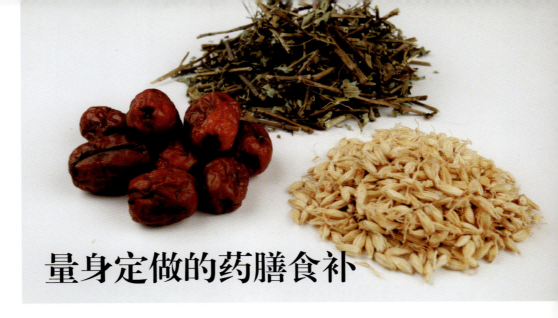

量身定做的药膳食补

在某一些特别的情况下,传统上我们习惯会进补,就因为是如此特别的情况,怎样正确运用药膳食补,也会显得特别重要啰!

坐月子进补

产后妇女身体通常会比较虚弱,需要坐月子调养,并利用药膳帮助身体恢复强壮。

生活起居注意事项

1. 不碰冷水、禁吹冷风。
2. 吃好、睡好、少劳动。
3. 禁爬楼梯、弯腰、蹲、屈膝、盘坐。
4. 束腹带可帮助剖腹产者的伤口愈合,预防子宫下垂、胃下垂,协助身材恢复。
5. 定时排便。
6. 注意阴部、肛门清洁。

膳食原则

1. 忌生冷、寒凉食物:冰品、饮料、梨子、柚子、葡萄柚、西瓜、橘子、番茄、绿豆、莲藕、黄瓜、苦瓜、丝瓜、冬瓜、大白菜、白萝卜、茄子、海带。
2. 忌烤、油炸、辣、刺激性食物:如腌渍品、咖啡、咖喱、沙茶酱、辣椒。

坐月子不能洗头吗?

产妇在生产的刹那,体内会分泌松弛素,促使子宫颈口和产道松开,全身筋骨也随之松弛,因此经络空虚;若碰冷水,容易导致关节发炎或筋骨疼痛。所以,如果一定要洗头的话,可以使用温水,但次数尽量减少,时间也应缩短,以避免感冒受寒。产前先理发,产后2周内少洗头,而且洗完头要马上吹干。产后2天宜擦澡,第3天起再洗澡,淋浴时别用太烫的水、洗完后立即擦干,并穿上长袖衣物及棉袜,避免吹风着凉。

3. 少食酸性食物：如酸梅、醋、柠檬，因为多食酸性食物对筋骨比较不好。
4. 少吃盐：食物以清淡为主，因为盐分会使水分囤积在体内。
5. 食物一定要煮熟，适宜的水果不宜一次吃太多，可少量多次食用。
6. 食物一定要温热食用。
7. 伤口若有红肿疼痛时禁止吃麻油、酒煮食物。

适宜的膳食

1. 蔬菜：红萝卜、卷心菜、空心菜、茼蒿、菠菜、芹菜、红菜。
2. 水果：苹果、番石榴、葡萄、木瓜、草莓、樱桃、水蜜桃。
3. 蛋白质：温牛奶、鸡肉、鸡蛋、鱼类、猪肚、猪肝、腰子、牡蛎、豆类。

坐月子膳食

月子期间三餐以均衡饮食为原则，再配上坐月子特别膳食。

1. 产后第1~6天：食物以清淡为主，以鸡汤、鱼汤、排骨汤为主；素食朋友可选择香菇素鸡汤、温豆浆、温米浆或五谷粥。
2. 产后第7~13天：可以开始配吃麻油料理，如麻油炒猪肝、麻油炒腰子、杜仲腰子汤；素食者可以用麻油炒桂圆，这时的麻油仅是少量而已喔！
3. 产后第14天以后：可以开始吃麻油鸡，素食者可选择四季豆麻油素鸡粥，这时的麻油可以多一些。
4. 坐月子特别膳养：

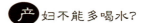

产妇不能多喝水？

水是维持人体生命的要素之一，除了特定疾病，如：高血压、肾脏病、妊娠子痫前症、产后水肿严重者，于坐月子前二周严格限制水分的摄取，后两周视情况节制饮水或喝汤即可。

因害怕产后喝开水会导致小腹突出而禁水，那大可不必。产后第2~5天对剩余的水分自动调节排除，体重会自行减轻，只要食物与运动两方面稍加注意就可以了。

◆ 麻油炒猪肝、麻油炒腰子、麻油炒桂圆

老姜用麻油炒香成浅褐色，加入腰子、猪肝、桂圆翻炒数回。

◆ 杜仲腰子汤

杜仲取药汁备用；腰子切开成两半，去白筋，表面斜切裂口，再切成3厘米小片备用；老姜用麻油炒香成浅褐色，加入腰子翻炒数回，加入少许水煮开，倒入杜仲药汁一起煮热，加适量米酒调味料即可食用。

◆ 麻油鸡汤

　　锅加热倒入麻油，待油热后加入姜炒；再加鸡块炒至七分熟，将1：1的水、酒倒入，煮开后立即转为小火再煮20~30分钟。

◆ 四季豆麻油素鸡粥

　　1米杯的白米淘洗干净；1杯四季豆洗净浸软；3朵香菇洗净切小块备用。取一炒锅入少许麻油烧热，入素鸡和姜丝炒香起锅备用；最后将白米、香菇、炒好的素鸡和12杯水，用电饭锅蒸煮成粥。这道粥品有助于改善肠胃虚弱，适合素食者和产后妇女进补时食用。

坐月子药膳原则

1. 入药膳之药物以甘平有甜味、有香味为主。
2. 中药剂量不要太重。
3. 高营养、低热量、低胆固醇、低脂肪且可口。
4. 较温补的东西14天以后再进食。
5. 燥热体质者：温补少一点，即黄芪、桂枝、龙眼肉、川芎、当归等温补药少一点；养阴多一点，即燕窝、银耳、百合、麦冬、枸杞、首乌、沙参、玉竹、石斛等滋阴药多一点，可用银耳汤取代桂圆粥。
6. 春夏忌燥热的食物；秋冬宜养阴滋补。
7. 坐月子药膳可请中医师依体质开立合适的药膳食补。

手术后调理身体

　　刚开完刀的人，身体会很虚弱，正是利用药膳食补的好时机。

膳食原则

　　手术后的膳食要注意三餐饮食均衡，手术后的膳食原则与适合的膳食和坐月子的进补原则相似。一般建议少吃寒凉性蔬菜水果，适当摄取蛋白质以帮助伤口愈合。

1. 手术后第1~14天：食物以清淡为主，以鸡汤、鱼汤、排骨汤为主；素食朋友可选择香菇素鸡汤、温豆浆、温米浆或五谷粥。
2. 手术后第15~28天：可以开始配吃麻油料理的食物，如麻油炒猪肝、麻油炒腰子、杜仲腰子汤，如果是素食者，麻油炒桂圆是不错的选择！此外，亦可以食用药膳食补来调理身体。

术后忌发物

除了基本的膳食原则之外，特别注意的是，手术后的人忌食"发物"，以免加重病情或延缓愈合，像虾、蟹、猪头、酒、葱、韭菜等食物，都要等2周后伤口恢复后才可食用，但2周后若伤口仍红肿疼痛，则还不可以食用，须等伤口恢复后才可食用。

冬令进补

冬令进补，几乎已成全民运动，掌握正确进补原则，才能养生无负担。

为什么要冬令进补？

中医理论认为，大自然具有春生、夏长、秋收、冬藏的规律。从四季说阴阳，则春夏为阳，秋冬为阴，养生也必须以此为准则，即春夏应当养阳，秋冬应当养阴。所谓秋冬养阴，即是从营养物质对人体作补充。

冬天是人体进补的最佳时节，人体为适应外界寒冷的气候，生理上会作出相应调整，血液重新分布，其中消化道分布最多。消化腺、消化酶分泌增加，消化机能增强、食欲增加、体内热量需求增加，各种营养素也较容易被人体吸收并储藏于体内。所以，冬令进补很重要，而且食补与药补须同时进行。

什么时候进补最好？

冬令进补是我国历史悠久的民间习俗之一。中医云："万物皆生于春，长于夏，收于秋，藏于冬，人亦应之"；古人认为，冬天是"生机潜伏、阳气内藏"的季节，应讲究"养藏之道"。冬天人们食欲大增、脾胃运化转旺，此时进补能更加发挥补药的作用，冬令进补不仅能调养身体，还能增强体质、提高身体的抗病能力。

一般而言，冬天皆适合进补，而最佳的冬令进补的时间可选在冬至前后，冬至日是一年中白天最短、黑夜最长的一天。《易经》中有"冬至阳生"的说法。即节气运行到冬至这一天，阴极阳生，此时人体内阳气生发旺盛，最易吸收外来营养，发挥其滋补功效，故这一天前后进补最为适宜。

冬令食补的原则

1. 要有保温功能：即多吃能增加热能供给，富含脂肪、蛋白质和碳水化合物的食物，包括肉类、蛋类、鱼类等。现代人营养多已足够，素食朋友或怕太腻的人可以用豆制品或蔬果取代。
2. 要有御寒功能：医学研究表明，人怕冷与其体内缺乏矿物质有关。因此，应注意补充矿物质。中国人一般以"五谷为养、五果为助、五畜为益、五菜为充"，只要不偏食，就可以提供人体对钾、铁、钠等矿物质的需求。近来愈来愈多人选择素食饮食，也常有人说素食者身体"底子较冷"……不论你是基于宗教、环保、健康、动物保护、瘦身或其他原因而选择素食，别忘了更要知道怎么正确饮食，才能补充足够的矿物质，素得健康有活力！
3. 要有防燥功能：冬季气候除了寒冷外也很干燥，人们常有鼻干燥、舌燥、皮肤干裂等症状，补充维生素 B_2 和维生素C十分必要。维生素 B_2 多存于动物的肝、蛋、乳中，素食朋友也可以从绿叶蔬菜、香菇、芝麻、栗子、豆类、木耳等植物性食物中取得；而维生素C主要存在于新鲜蔬菜和水果中。

小孩瘦小、长不高

小孩子食欲不好，长不高、身材瘦小，做父母的很是担心，为了让小孩长高、长壮，想帮他们补一补。此时必须注意的是，不得其法的乱补，反而会带来反效果，所以一定要掌握好儿童进补原则。

儿童药膳原则

儿童的药膳食补，必须有充足的营养支援，特别是蛋白质、脂肪、维生素和钙、铁、锌等矿物质的支持。此外，针对儿童容易出现热证、阳证，以及消化不良的情况，药膳一般应以清热、健脾、消积为主，并适当补充比较容易缺乏的铁、钙、锌及蛋白质等营养素。

小孩子容易出现脾虚体质，症状有面黄肌瘦、疲劳倦怠、胸部肺活量较小、懒得讲话、食欲差、吃不下、吃下东西肚子较易胀气、大便较软或腹泻、四肢无力、肢体容易浮肿等。这时可以适当地给予补脾中药,比方说山药、党参、白术、红枣、甘草、茯苓、薏仁、陈皮、神曲、谷芽、干姜、芡实、莲子等。

儿童饮食原则

除了药膳食补,在日常生活中也必须注意孩童饮食原则,这样才能让小孩长得高、长得壮,饮食原则如下:

1. 饮食定时定量,摄取多种营养食材。
2. 避免摄取过多零食、甜品及饮料。
3. 尽量吃新鲜食物。
4. 若小孩食量小,可采用少量多餐的方式来进食。
5. 少吃寒凉、冰冷食物。任何冰品、西瓜、香瓜、哈密瓜、水梨、葡萄柚、柚子、橘子、硬柿子、山竹、绿豆、白萝卜、大白菜、苦瓜、小黄瓜、丝瓜、冬瓜、番茄、可乐、汽水。
6. 少吃辛辣、燥热、烧烤、油炸等食物。辣椒、大蒜、香菜、老姜、葱、沙茶酱、茴香、韭菜、肉桂、羊肉、龙眼、荔枝、榴莲、腌渍品、咖喱、咖啡、巧克力。
7. 可多食清淡甘平易吸收食物。番石榴、苹果、葡萄、柳橙、木瓜、杧果、空心菜、菠菜、红萝卜、茼蒿、花菜、卷心菜、山药、香菇、金针菇、鸡肉、鱼肉、猪肉、排骨、猪小肠、鸡蛋、牛奶、豆浆、米饭。
8. 食物以清淡易消化为原则,避免过冷、过热、刺激性、太甜、太油腻、难消化之食物。

青少年转骨

青春期前后,青少年从儿童体态发育为成年人体态的过程,就叫做"转骨",此时为了促进孩子们生长发育,家长常会帮他们进补,食用"转骨方"。

几岁适合吃转骨方?

医典中曾述及"女子二七天葵至,任脉通,太冲脉盛,月事以时下……。男子二八,肾气盛,天葵至,精气溢泻……。"表示男生在十六七岁,女生在十四五岁左右者,是青少年增高的最佳黄金期。把握此时机,透过中药调补脾肾,促进生长发育,能有效地增高。

不过,现在的青春期有提早的趋势,转骨方之使用时机,女孩约于十二至十三岁,初次月经来潮之时,而男孩则于青春期开始变声或初一、初二服用,达上述条件的儿童,宜根据体质,食用促进骨骼发育的药膳,以助成长。但须注意勿过早服用转骨方,也不宜食用与体质不合的药膳,否则不仅无法促使长高,更可能造成副作用或引发性早熟。

哪一个季节进补最适合?

中国农业社会注重生育,聪明的老祖先为了后代子孙能够长得更健康、更壮硕,于是提出"转骨方"的概念,就在秋天"立秋、白露"期间,抓5~6帖所谓"转骨方"的中药炖鸡,以促进孩子的成长发育,素食朋友可以用素鸡或豆类制品如豆腐代替鸡肉,功效差不多!

为什么要吃转骨方?

中医认为,肾为先天之本,且"肾主骨",也就是骨头的发育与肾的关系最大,因此肾气的盈亏,主导着发育的优劣;而脾胃为后天发育之本,脾强胃健会增强营养的消化吸收,更有助于生长发育。

中医"转骨方"是以补肾为主,补脾及气血为辅(中医的肾包括生殖器官、膀胱、腰、肾、骨盆腔、膝盖及下肢)。

"转骨方"药有它的适用时机,因补肾药也分补肾水和补肾火,如果补太过,反而不好。若肾火旺,又补肾火,会造成烦躁不安、失眠不能专心、口干、多汗、便秘等证,所以需经由中医师诊断后,方可用药。

服 用转骨方注意事项

转骨方仍以经过中医师确诊、适度加减药物为佳;再者体内若有急性感染(如上呼吸道发炎、急性肠胃炎、疮疡肿毒等),则停食一切药膳。

体格瘦小的儿童,宜培养定食定量的饮食习惯,避免吃零食及喝冰品,饭前尽量勿吃过甜、高脂肪或高糖之食物或饮料,以免过早产生饱胀感而降低食欲,应吃易消化及高营养的食物(如鱼肉、蛋、瘦肉、新鲜蔬果、坚果类、粥品、面点等);而过胖之幼儿则宜食清淡及均衡食物,早睡早起及适度户外运动,更是促进骨骼成长的要点。

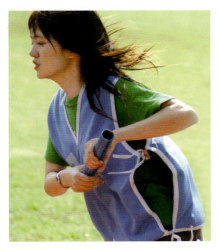

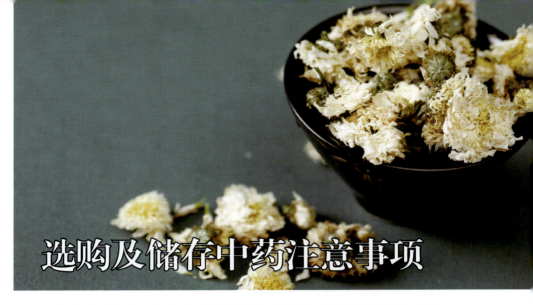

选购及储存中药注意事项

现在愈来愈多人会自行上中药店抓药，做些简单的药膳养补在日常生活中做搭配。除了正确的药膳观念之外，选购和保存买回来的药材，也是相当重要的安全药膳养补原则。

🍃 慎选中药材来源

我们一般购买的中药材称为饮片，也就是经过炮制（将药材加工成饮片的制药技术）的药材，购买时最好到有信誉、重视卫生，且具有合法经营执照的中药房选购。其他像是多观察药材是否冷藏保存、配药的人抓药时有无戴口罩、手套，也都是购买中药时应该要注意的重点。

最保险的方法，就是请你信任的中医师推荐值得信任的中药房。不论哪种中药，千万不要选购来路不明的药品、偏方。

吃 中药饮片前的清洗

中药的制作、运送及保存过程中，受到污染的机会很高，因此建议食用前，还是需清洗。用清水冲一冲即可，不用过度清洗，以免有效成分被洗掉。有些中药在煎煮前需要先浸泡，这时可以将清洗干净的中药饮片放入清水中浸泡，浸泡好之后，将中药连同浸泡的水进行烹煮，不用将水倒掉。

🍃 选购时检查包装标示

中药饮片需标明品名、重量、制造日期、有效期限、厂商及地址等，建议先检查有无包装标示再购买。有几种药品一定不能买：过有效期的中药和没有有效期的药不能买！无生产厂家、无批准文号的中药不能买！

如何判别中药饮片的好坏？

一般而言，饮片只要仔细望（看）、闻、问、切（摸），就能知其优劣。

1. 望颜色：太鲜艳或纯白无瑕的中药大有问题，可能熏过硫黄或加了漂白剂，如枸杞，最好选暗红色，而不是艳红色的。
2. 闻味道：中药毕竟多是植物，会散发自然的香味，若飘酸味可能熏过硫黄，有霉腐味可能发霉了。
3. 问专家：由于一般民众不具专业中药知识，所以可询问有专业经验的中医师或中药师，请教中药饮片的判别要点，问问等级如何分、真假如何辨。
4. 摸一摸检查新鲜度：首先请看干燥度及脆度，药材微湿松软，腐败较快，举黄芪、杜仲为例，质地偏软、细屑多的可能储放过久；再看有无发霉、虫蛀、虫卵、灰尘附着。

中药愈贵愈好？

不必迷信贵的一定好，有些中药材的等级，只是外观好不好看或大小有异，疗效差别不大，药效和价格并不一定成正比；但也不要贪小便宜，价格太便宜，可能是药商淘汰，或被过度加工的劣质品，多方询问，药材的价格行情会逐步清晰。俗话说：货比三家不吃亏！一般去中药店自行买药的人都是自费，好好比较一下同类产品很重要，不一定先选最贵的，可以选生产厂家信誉较好的、价格适中的药先购买。

储存中药注意事项

即使买到质优、新鲜的药材，若不好好保存，仍会败坏变质，所以自己储藏中药时要特别注意。不同的中药有不同的储藏方式，不过一般民众只要记简单的方式即可，饮片最好用保鲜膜或密封袋包起来，放在-5℃冰箱冷藏。依包装标示的期限食用，至于还没被要求标明日期的饮片，最好一个月内吃完，中药材不耐放，因此药材不要一次买太多，买了就尽快吃完。

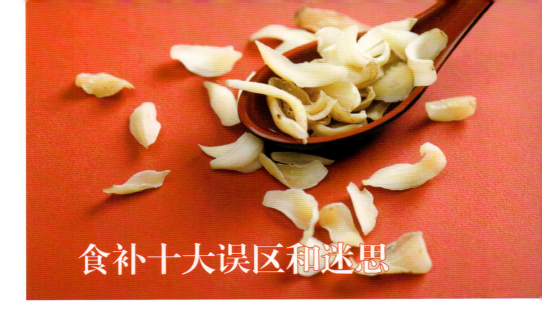

食补十大误区和迷思

药膳食补要食对,有些观念要厘清!

Q1◆虚性体质的人只适合在冬天进补吗?

A ▶ 虚性体质的人的进补时机不必拘泥在冬天,平日就可以依照自己的体质状态进行合适的进补,以调整体质,保健强身。气虚的人要补气,血虚的人要补血,阴虚的人要滋阴,阳虚的人要补阳,脾虚的人要补脾,肾虚的人要补肾,平时就可进补,有什么症用什么药,不用担心夏天不能进补。

Q2◆坐月子料理一定要用全酒煮?

A ▶ 完全用米酒料理的全酒补品,并不适合每一个产妇,尤其是体质燥热、皮肤过敏、血压高、胃肠不佳或是患有肝炎的妇女,吃多了全酒料理会导致身体更不舒服。所以产妇只要注意营养均衡,适量补充猪肝、肉类等补血食物(素食朋友可选择黑糯米、葡萄等),或在料理食物时加上一两匙含有羌活的黑豆酒,就可以温热身体,预防产后风湿。

 羌活

是伞形科多年生草本植物羌活(Notopterygium incisium Ting.)及同属植物宽叶羌活(N.forbessi Boiss.)或川羌活(N.franchetii Boiss.)的根茎和根。羌活可以散寒祛风、渗湿止痛。

Q3◆手术后元气大失,可以马上喝人参茶来补元气?

A ▶ 不可以喔!人参补气但会影响伤口的收缩愈合,手术后马上喝人参茶或含人参片容易引起出血,所以必须2周后再喝比较适合。

Q4 ◆ 冬令进补姜母鸭、羊肉汤锅、麻油鸡、十全大补鸡汤是最重要的药膳食补？

A ▶ 话虽没错，这些的确都是冬令常见的药膳食补（素食朋友可以用豆制品或仿荤制品代替鸭肉、羊肉和鸡肉），但仍要注意分量，吃太多反而可能会补过头喔！此外，也不要忘记冬季气候干燥，人们常有鼻干燥、舌燥、皮肤干裂等症状，补充维生素B_2和维生素C十分必要。维生素B_2多存于动物的肝、蛋、乳、坚果类食物中；维生素C主要存在于新鲜蔬菜和水果中。若是您吃了以上那些补品之后出现口干、便秘、失眠、多梦的现象，这表示这类的食补并不适合您，必须采取另外的进补方式。我们把虚性体质分成六大类（气虚、血虚、阴虚、阳虚、脾虚、肾虚），请务必依体质来进补。

Q5 ◆ 小孩子不可以太早进补，否则不仅无法促使长高，更可能造成副作用或引发性早熟？

A ▶ 小孩子进补要留意，不同年龄有不同的药膳应用原则。儿童药膳一般以清热、健脾、消积为主，并适当补充营养素中最易缺乏的铁、钙、锌及蛋白质等，不可以补太过或以太燥热的方式进补，以免上火。青少年脏腑功能、组织器官都处在发育鼎盛时期，故膳食只要求数量足、营养素种类齐全，不一定要吃药膳。此外，女孩约于十二至十三岁，初次月经来潮时，男孩则于青春期开始变声或初一、初二时，可根据不同体质，食用促进骨骼发育的药膳——转骨方，以助成长。但须注意勿过早服用转骨方，也不宜食用与体质不合的药膳，否则不仅无法促使长高，更可能造成副作用或引发性早熟。

Q6 ◆ 感冒时适合吃些补品来帮助提升免疫力，对抗病毒？

A ▶ 有感染症、感冒或发炎不能进补，以免留邪为寇，加重病情不易痊愈。此时宜正常饮食，多吃新鲜又富含维生素C的蔬菜水果，帮助身体恢复健康。

Q7 ◆ 补药愈贵愈补，效果愈好，人参、鹿茸是最珍贵的好药材？

A ▶ 对于补药，绝不要存在愈贵愈好、愈贵愈有效的想法。中医认为，药物只要运用得当，大黄可以当补药；服药失准，人参亦可为毒草。比方说，就曾经有人因服用过多的人参，出现异常兴奋、烦躁、激动、失眠、多梦、口干、腹胀便秘等人参滥用综合征。因此视体质状况，吃对适合的补药才是重要。另外，有些中药材的等级，只是外观好不好看或大小有异，疗效差别不大,药效和价格并不一定成正比;但也不要贪小便宜,价格太便宜,可能是药商淘汰或被过度加工的劣质品,多方询问,药材的行情会逐步清晰。俗话说:货比三家不吃亏,好好比较一下同类产品很重要,不一定先选最贵的,可以选生产厂家信誉较好的、价格适中的药先购买。

Q8◆吃完中药,能吃萝卜、白菜吗?

A ▶ 吃补气药如人参时,建议避免白萝卜、白菜属寒性食物,会破气,反而降低疗效。白萝卜会影响中药的药效,特别是吃含有人参、何首乌、地黄等中药时,要避食白萝卜。

Q9◆经期结束后要喝四物汤进补?

A ▶ 四物汤是一种对女性非常好的补品,当中含有当归、熟地黄、白芍、川芎等四大成分,依据《医方集解》当中所提,对于妇科疾病相当有效,尤其是血虚症状。服中药是一门学问,需要根据适当的条件服适合的方剂才能真正发挥应有的疗效,解决必要的问题。至于是不是每次月经结束后都需服用四物汤,或适不适合服用四物汤,是需要中医师的帮忙才能适合地解决问题。当归、川芎这类比较燥热的药,若消化功能不好或原本就属热性体质的人,会比较容易引起上火的现象;当归有滑肠的作用,有些人吃了会拉肚子;熟地黄也比较滋补,有些人必须换成生地黄才适合服用。所以并非每个人都需要在月经结束后喝四物汤,就算要喝四物汤也要根据不同的体质来做加减。

Q10◆煮药膳或进补一定要用陶瓷器具?那这样就不能用电饭锅炖中药,也不能用保温杯冲泡养生茶?

A ▶ 煎煮中药最好用陶瓷器皿中的砂锅、陶瓷锅,因其化学性质稳定,不易与药物成分发生化学反应,并且导热均匀,保暖性能好;其次可用不锈钢锅。煎药忌用铁、铜、铝等金属器具,因金属元素容易与药液中的中药成分发生化学反应,可能降低疗效,甚至产生毒性副作用。金属类物质容易和许多中药发生化学变化,如氧化还原反应,人参忌铁就是一例,高温下人参碰到铁就会产生化学反应。所以如果需要高温且长久煎煮,宜选用不容易起反应的陶瓷器皿!电饭锅若用不锈钢的内锅是可以的,保温杯泡中药茶也没关系,因为不需经过高温煮过,只是加热水进去保温,并不会有特别的顾虑。

补气药

黄芪、人参、西洋参、党参
大枣、山药、甘草、白术

主要功效：强壮作用，增强免疫力
适合体质：气虚体质

黄芪 | 提高人体免疫力

品种来源 为豆科多年生草本植物蒙古黄芪（Astragalus membranaceus【Fisch.】Bge.var. mongholicus【Bge.】Hsiao）或膜荚黄芪（Astragalus membranaceus【Fisch.】Bge.）的根。

性　　味 甘，微温。

一般用量 10~15克（3~5钱）。

注意事项 生黄芪用于退虚热，托疮疡；炙黄芪用于补气。

选购重点

1. 黄芪根呈圆柱形，上粗下细，少有分枝，以条粗长、皱纹少、质坚而绵、断面色黄白、粉性足、味甜无黑心和空心者为佳。
2. 观察黄芪的横切面，愈平整愈好；中间若有白色菌丝，可能已经发霉。
3. 闻香味，带有淡淡甜甜香气最好。

哪些症状适合用黄芪改善？

1. 具有补气升阳的功效，可改善神疲乏力、脾虚腹泻、肺虚喘促与咳嗽、胃虚下垂、久泄脱肛、妇女白带、吐血、便血、月经异常出血。
2. 具有固表止汗的功效，可改善表虚自汗、盗汗、容易出汗。
3. 具有行水消肿的功效，可改善水肿。
4. 具有托毒生肌的功效，可改善皮肤脓肿溃疡难溃破，或溃久不容易收敛愈合。

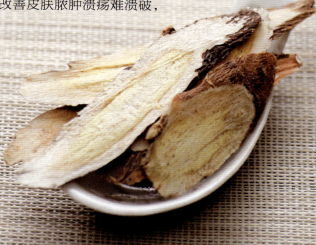

西医怎么说?

黄芪主要含有甙类、多糖、氨基酸及微量元素等成分。

1. 膜荚黄芪皂甙甲具有降压、稳定红细胞膜、提高血浆组织内c－AMP的含量、增强免疫功能、促进再生肝DNA合成等多种作用。
2. 有促雌激素样作用。
3. 有广泛的抗菌作用。
4. 能消除实验性肾炎尿蛋白。
5. 能增强心肌收缩力。
6. 具有增强机体免疫功能、利尿、抗衰老、保肝、降压作用。
7. 黄芪多糖具有提高小鼠应激能力、增强免疫功能、调节血糖含量、保护心血管系统、加速遭受放射线损伤机体的修复等作用。

这些人不要吃 黄芪

- 感冒、消化不良、肠胃积滞、阴虚体质、头面部感染、皮肤脓肿溃疡初起或溃后热毒尚盛者,均禁服。
- 虽然动物实验发现黄芪可以降低血压,但是肝阳上亢型的高血压患者不适合使用。

黄芪大枣炖鸡 —— 预防感冒、增进食欲

材料: 小土鸡1只、黄芪15克、红枣10枚、姜3片、水适量、盐少许

作法:
1. 小土鸡去毛剁块,用沸水烫过后放入电饭锅中。
2. 黄芪、去籽之红枣及姜片亦放入电饭锅中。
3. 水量以盖过食材2厘米即可,外锅1杯水。
4. 煮熟后加少许食盐调味即可吃鸡肉、喝鸡汤。

功效:
1. 提升免疫力,预防感冒。
2. 增进食欲,改善肠胃功能。
3. 改善大出血后的虚脱和身体虚弱,可作为病后体弱调养身体。

药膳小贴士
1. 黄芪固本敛汗,补气强身。
2. 大枣可改善脾胃虚弱、食欲不振、腹泻,亦可增强体力。但牙痛、便秘的人不宜食用大枣;糖尿病的患者因大枣较甜也不适合食用。
3. 素食者可以素鸡代替小土鸡。

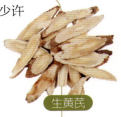

生黄芪

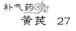

炙黄芪

人参 | 草药之王

别　　名 吉林参、朝鲜参、高丽参、石柱参、红参、白参、边条参、参须尖

品种来源 为五加科多年生草本植物人参（Panax ginseng C. A. Mey.）的根。主产吉林、辽宁、黑龙江。野生者名"山参"；栽培者称"园参"。鲜参洗净后干燥者称"生晒参"；蒸制后干燥者称"红参"；水烫浸糖后干燥者称"糖参"或"白参"；加工断下的细根称"参须"。山参经晒干，称"生晒山参"。

性　　味 甘、微苦、微温。

一般用量 3~10克（1~3钱）；用于急重证，剂量可酌增为15~30克（5钱~1两）。研末吞服，每次1.5~2克。

选购重点

人参以身长、支粗大、浆足、纹细、芦头长、无霉变、虫蛀、折损者为佳。

哪些症状适合用人参改善？

1. 具有补气固脱的功效，可改善大病、久病、失血、脱水所致元气欲脱、神疲乏力。
2. 具有健脾益肺的功效，可改善脾气不足之食欲不振、疲劳倦怠、呕吐腹泻，与肺气虚弱之气短喘促、咳嗽无力。
3. 具有宁心益智的功效，可改善心气虚衰之失眠多梦、惊悸健忘、体虚多汗。
4. 具有养血生津的功效，可改善津亏之口渴、糖尿病之口渴等症状，及血虚之面色萎黄、眩晕。
5. 可改善肾虚阳萎、频尿。
6. 适宜身体虚弱者、气血不足者、呼吸气短者、贫血者、神经衰弱者。

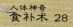

西医怎么说？

人参根含多种人参皂甙，另含少量挥发油，多种糖类及维生素等成分。

1. 能兴奋垂体肾上腺皮质系统，提高应激反应能力。
2. 可促进蛋白质、RNA、DNA 的生物合成。
3. 能调整胆固醇代谢。
4. 有抗休克、抗疲劳、降低血糖的作用；能调节胆固醇代谢、增加机体免疫功能。
5. 对多种动物心脏均有先兴奋、后抑制，小量兴奋、大量抑制的作用。
6. 有促进造血系统的功能，减轻辐射对造血系统的损害等作用。
7. 人参对高级神经活动的兴奋和抑制过程均有增强作用，能增强神经活动过程的灵活性，提高脑力劳动功能。
8. 能增强性腺机能，有促性腺激素样作用。
9. 有抗过敏、抗利尿及抗癌等作用。
10. 能增加机体免疫功能。
11. 人参的药理活性常因机体机能状态不同而呈双向调节作用，因此认为人参具有"适应原"（即"免疫疗法"）样作用。

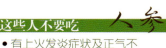

▶ 这些人不要吃 人参

- 有上火发炎症状及正气不虚者禁服。
- 不宜同时吃萝卜或是喝茶，以免影响补力。

人参麦冬茶　补气解渴

材料：人参10克、麦门冬30克、水1000毫升

作法：
❶ 取一锅放入人参片和麦门冬，倒入水约1000毫升，浸泡1小时。
❷ 将浸泡好的人参片和麦冬直接放入电饭锅，外锅加半杯水后蒸煮，煮好后即可当茶饮用。

功效：
1. 生津补气，可当夏日饮品。
2. 补气解渴，适合出汗多、口易干渴者。

药膳小贴士
1. 人参补气，可改善出汗多。
2. 麦门冬滋阴生津，可生津解渴。

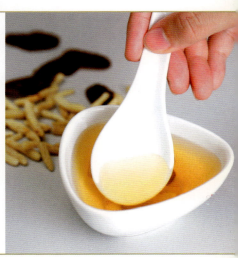

西洋参 | 适合夏天使用的参类

品种来源 为五加科多年生草本植物西洋参（Panax quinquefolium L.）的根。
性　　味 甘、微苦，凉。
一般用量 另外煎，3~10克（1~3钱）。
注意事项 众多参中，只有西洋参性凉，所以最适合夏季时食用。

选购重点

1. 西洋参以条均匀，色白起粉（未去皮者，表面黄白色、内白色）、表面的细纹密集并呈环状、质硬、体轻、含口中能生津者为佳。
2. 市面上有白干假冒西洋参的现象要特别注意。

哪些症状适合用西洋参改善？

1. 西洋参能益气降火、解酒清热、提神健脾开胃，因此很适合工作太忙以致睡眠不足的人使用。
2. 西洋参可以养阴清热，可改善虚热、燥咳（咳嗽，无痰）。

西医怎么说？

西洋参的根含12种以上的皂甙，还含有少量挥发油、树脂、糖类、氨基酸等成分。

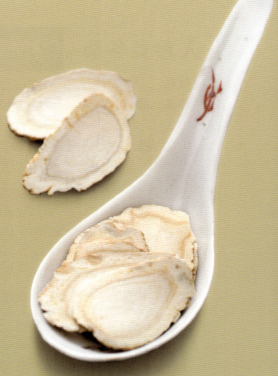

1. 所含皂甙对中枢神经系统产生抑制作用，有抗缺氧和抗疲劳的作用。
2. 可抗心律失常、抗心肌缺血、抗心肌氧化、增加心肌收缩力。
3. 有止血的作用。
4. 有抗利尿的作用。

这些人不要吃西洋参

- 湿气重的人禁服。

西洋参虱目鱼汤　适合当菜汤喝

材料：西洋参6片、虱目鱼1条、姜3片、米酒少许、盐少许、水适量

作法：
❶ 虱目鱼去鳞、去内脏洗干净切块。
❷ 汤锅内加入适量的水，水滚后加入虱目鱼、西洋参及姜片，以文火炖煮20分钟。
❸ 鱼汤煮熟后加少许米酒和盐调味滚一下，即可吃鱼肉、喝鱼汤。

功效：
1. 可养阴益气、健身补虚。
2. 此鱼汤适合全家人当菜汤喝，不会太燥热。

药膳小贴士
1. 西洋参可益气生津、润肺清热，可改善少气乏力、口干、口渴。
2. 素食者可用豆腐替代虱目鱼。

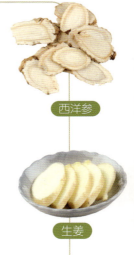

西洋参

生姜

党参 | 能补气又可养血

品种来源 为橘梗科多年生草本植物党参（Codonopsis pilosula【Franch.】Nannf.）、素花党参（Codonopsis pilosula【Franch.】Nannf. var. modesta【Nannf.】L. T. Shen）或川党参（Codonopsis tangshen Oliv.）的干燥根。

性　　味 甘，平微温。

一般用量 10~30克（3钱~1两）。

选购重点

1. 党参根呈圆柱形或长圆锥形，表面灰黄色至红棕色。
2. 以根条肥大、粗实、皮紧、横纹多、味甜，嚼之无渣者为佳。

哪些症状适合用党参改善？

1. 具有健脾补肺的功效，可改善脾胃虚弱、食欲不振、腹泻、倦怠乏力、肺虚喘促与咳嗽、气短懒言、自汗。
2. 具有益气养血生津的功效，可改善血虚面色萎黄、口渴，适合于缺血性贫血及营养不良引起的贫血。

西医怎么说？

党参含有皂甙、微量生物碱、糖类、维生素B_1、维生素B_2和氨基酸等成分。

1. 对神经系统有兴奋作用，有助于增强机体抵抗力。
2. 能扩张周围血管而降低血压，并可抑制肾上腺素的升压作用。

3. 能使家兔红细胞及血红蛋白增加。
4. 对化疗和放射线所引起的白细胞下降有提升作用。
5. 具有调节胃肠运动、抗溃疡、抑制胃酸分泌、降低胃蛋白酶活性等作用。

这些人不要吃 党参

- 有上火发炎症状者禁服。
- 感染症不宜单独应用。

党参山药粥　宝贝你的肠&胃

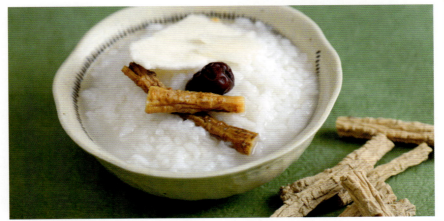

材料： 党参15克、茯苓10克、红枣5枚、淮山药15克、白米1杯、盐适量

作法：
❶ 锅中入党参、茯苓、红枣、淮山药和6~7杯水煮沸，转小火续煮15分钟后，滤除药渣取药汁。
❷ 白米洗干净后加入中药汁，放入电饭锅中煮成粥。
❸ 煮好的粥加入食盐调味后即可食用。

功效：
1. 补气固肠胃。
2. 改善肠胃功能，健脾胃、止腹泻（慢性非肠炎性腹泻）。

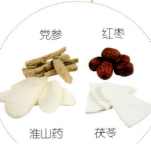

药膳小贴士

1. 党参可补脾气，改善呼吸气短、身倦乏力、食欲不振、腹泻。
2. 茯苓及淮山药有健脾和胃，以及利水湿的作用。

大枣 | 一般人都适合吃的良药

品种来源 为鼠李科落叶乔木植物枣（Ziziphus jujuba Mill.）的成熟果实。
别　　名 红枣、黑枣、南枣、蜜枣。
性　　味 甘，温。
一般用量 劈破（压破）煎服，10~30克（3~12枚）；亦可去皮核捣烂为丸服。
注意事项 大枣不可与洋葱、大蒜同食，否则会发生头部不适的现象。

选购重点

1. 大枣外表最好充实饱满、颜色自然而稍显暗沉。
2. 有籽的红枣比较好，去籽的红枣可能在处理过程中被污染，有籽红枣买回去后再压破去籽即可。

哪些症状适合用大枣进补？

1. 具有补中益气的功效。
2. 具有补益脾胃的功效，可改善脾气虚所致的食欲不振、腹泻。
3. 具有滋养阴血的功效，可改善阴血亏虚所致的妇女烦躁证。
4. 具有养心安神的功效，可改善失眠。
5. 具有缓和药性的功效。
6. 病后体虚的人食用大枣也有良好的滋补作用。
7. 一般人群均可食用，中老年人、青少年、女性尤宜食用。

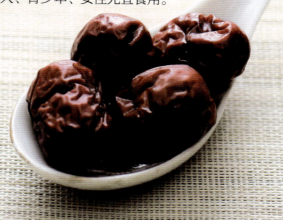

西医怎么说?

大枣含蛋白质、糖类、有机酸、黏液质、维生素C、维生素P,以及微量钙、磷、铁等成分。
1. 有提高体内单核—吞噬细胞系统的吞噬功能。
2. 有保护肝脏的作用。
3. 有增强肌力的作用。

这些人不要吃 大枣

- 脘腹胀满者忌食,有食积、便秘、脾胃虚寒者不宜多吃。
- 龋齿、牙病作痛者禁食。
- 痰热咳嗽(症见咳嗽、痰黄稠、口干、咽不舒)不宜食用。
- 红枣含糖量较高,较不适合糖尿病患者食用。

大枣饭　吃饭也可以安神!

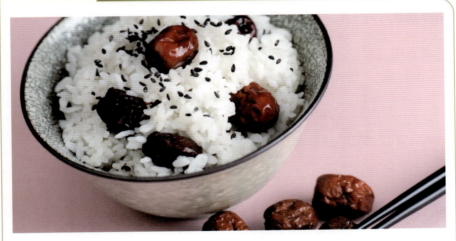

材料: 大枣(红枣)10枚、黑芝麻适量、白米2杯、水2杯

作法:
❶ 红枣洗净去核压破。
❷ 米洗净加入红枣、黑芝麻及2杯的水,用电饭锅煮成饭。
❸ 煮好的粥加入食盐调味后即可食用。

功效:
1. 补气血。
2. 胃病、胃隐痛、胃溃疡者可食之。
3. 病后体虚者,食之可恢复体力。

药膳小贴士

1. 大枣有补脾胃、调气血、营养安神的作用。
2. 黑芝麻含有丰富的蛋白质和铁质,可改善体质。

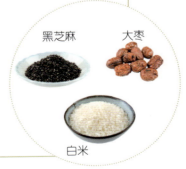

黑芝麻　大枣　白米

山药 | 吃山药很养胃

- **别　　名** 淮山药、怀山药、薯蓣
- **品种来源** 为薯蓣科多年蔓生草本植物薯蓣（Dioscorea opposita Thunb.）的根茎。
- **性　　味** 甘，平微温。
- **一般用量** 10~30克（3钱~1两），大量60~120克（2~4两）。研末吞服，每次6~10克。
- **注意事项** 补阴生津宜生用；健脾止泻宜炒用。

选购重点

1. 山药以条粗、质坚实沉重、粉性足、颜色呈现米黄、带点暗沉的自然色、无虫蛀者为佳。
2. 特别提醒的是，山药与木薯（生食有毒）外形雷同，误用率高，要小心选择：山药的横切面较平滑，而木薯有蕊心，需仔细观察。

哪些症状适合用山药改善？

1. 具有健脾益肺的功效，可改善脾虚腹泻、食欲不振、倦怠乏力、虚劳羸瘦、肺虚咳嗽与喘促、呼吸气短、自汗。
2. 具有补肾固精的功效，可改善肾虚遗精、小便频数、腰膝酸软、眩晕耳鸣、妇女白带。
3. 具有养阴生津的功效，可改善糖尿病之口渴症状。
4. 适合体质虚弱、乏力、肺虚久咳、痰多喘促、咳嗽、腰膝酸软、糖尿病、食欲不振、久泻之人常服。

西医怎么说？

山药含薯蓣皂甙元、胆碱、植酸、维生素、淀粉等成分。

1. 具有滋补、助消化的作用。
2. 具有止咳、祛痰、抗过敏的作用。
3. 具有降血糖的作用。

这些人不要吃 山药

- 脘腹胀满或有感染症，肠胃积滞，肠炎性腹泻者慎服。
- 感冒、便秘、火气大者不宜食用。

山药排骨汤　改善食欲不振

材料：山药（鲜品或淮山药皆可）30克、排骨5~8小块、生姜3片、红枣5枚、水约2000毫升、食盐适量

作法：
❶ 汤锅中放入约2000毫升的水，水滚后放入所有食材，小火炖煮20分钟，最后加入食盐调味即可。
❷ 喝汤，山药和排骨也可以吃。

功效：健肠胃，改善食欲不振、腹泻。

药膳小贴士

1. 山药可改善肠胃功能，但因其有收涩之性，故感冒或便秘时不宜食用。
2. 素食者可以素肉块替代排骨。

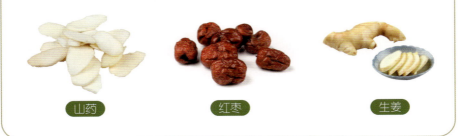

山药　　　红枣　　　生姜

甘草 | 味甜的中药

品种来源 为豆科多年生草本植物甘草（Glycyrrhiza uralensis Fisch.）、胀果甘草（Glycyrrhiza inflata Bat.）或光果甘草（Glycyrrhiza glabra L.）的根及根茎。

性　　味 甘，平。

一般用量 3~10克（1~3钱）。

注意事项 1. 清热解毒宜生用，补中缓急宜炙用。
2. 久服较大剂量的生甘草，可能会引起浮肿等症状，所以平时也不要大量服用。

选购重点

1. 甘草根呈长圆柱形。
2. 带皮甘草以外皮细紧、有皱沟、红棕色、质坚实、粉性足、断面白色者为佳。

哪些症状适合用甘草改善？

1. 具有益气补中的功效，可改善脾胃虚弱、食欲不振、倦怠乏力、心悸气短、烦躁证、腹痛泻痢。
2. 具有缓急止痛的功效，可改善四肢挛痛、肠胃挛痛。
3. 具有润肺止咳的功效，可改善咳嗽、气喘。
4. 具有泻火解毒的功效，可改善咽喉肿痛、口腔溃疡、舌破、小便疼痛、皮肤溃疡脓肿。
5. 具有调和药性的功效，可改善药食中毒。
6. 适宜胃溃疡者、十二指肠溃疡者、神经衰弱者、支气管哮喘者、血栓静脉炎患者。

西医怎么说?

甘草根和根茎含甘草甜素,为甘草的甜味成分,此外尚含多种黄酮成分。

1. 有类似肾上腺皮质激素样作用。
2. 对组织胺引起的胃酸分泌过多有抑制作用,并且有抗酸和缓解胃肠平滑肌痉挛作用。
3. 有抗炎、抗过敏作用,能保护发炎的咽喉和气管的黏膜。
4. 甘草黄酮、甘草浸膏及甘草次酸均有明显的镇咳、祛痰作用。
5. 甘草浸膏和甘草甜素对某些毒物有类似葡萄糖醛酸的解毒作用。

这些人不要吃 甘草
- 脘腹胀满、恶心呕吐及水肿胀满者禁服。

甘草水　改善口腔溃疡

材料: 甘草5片、温水300毫升

作法:
1. 杯中倒入300毫升的温水,再放入5片甘草浸泡。
2. 浸泡15分钟后,可饮用或漱口。

功效:
1. 当茶饮用可生津润喉,亦可缓解紧张性胃痉挛。
2. 漱口对于发炎的喉咙具有温润的帮助。含于口中再吐掉可改善口腔溃疡。

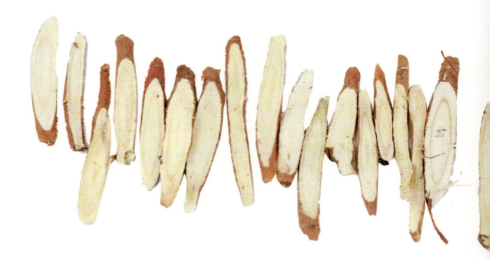

白术 | 感染症的人禁用

品种来源 为菊科多年生草本植物白术（Atractylodes macrocephala Koidz.）的根茎。

性　　味 苦、甘、温。　　**一般用量** 3~15克（1~5钱）

选购重点

白术根茎呈不规则肥厚团块；以个大、质坚实、无空心、外皮细、断面白色、平坦无硬筋、焦点黄白色、香气浓者为佳。

哪些症状适合用白术改善？

1. 具有健脾益气的功效，可改善脾气虚弱、食欲不振、腹胀、腹泻。
2. 具有固表止汗的功效，可改善气虚自汗、容易出汗。
3. 具有燥湿利水的功效，可改善痰饮、水肿、小便不利、筋骨酸痛。
4. 具有安胎的功效，可改善先兆性流产。

西医怎么说？

白术含挥发油，油中主要成分为苍术酮，白术内酯A、B及糖类等成分。

1. 有强壮、利尿、降血糖、抗血凝作用。
2. 保护肝脏,防止四氯化碳所致肝糖元减少。

> **这些人不要吃 白术**
> - 阴虚体质、津液亏耗者慎服；有感染症者禁服。
>
> **注意事项**
> - 燥湿利水宜生用，补气健脾宜炒用，健脾止泻则宜炒焦用。

白术糖水 让小朋友少流点口水

材料： 白术9克、红枣5枚、红糖适量、水约500毫升
作法： 白术、红枣加水煮沸后，转小火煮15分钟，加入红糖调味即可饮用。
功效： 改善肠胃功能与小儿易流口水的症状。

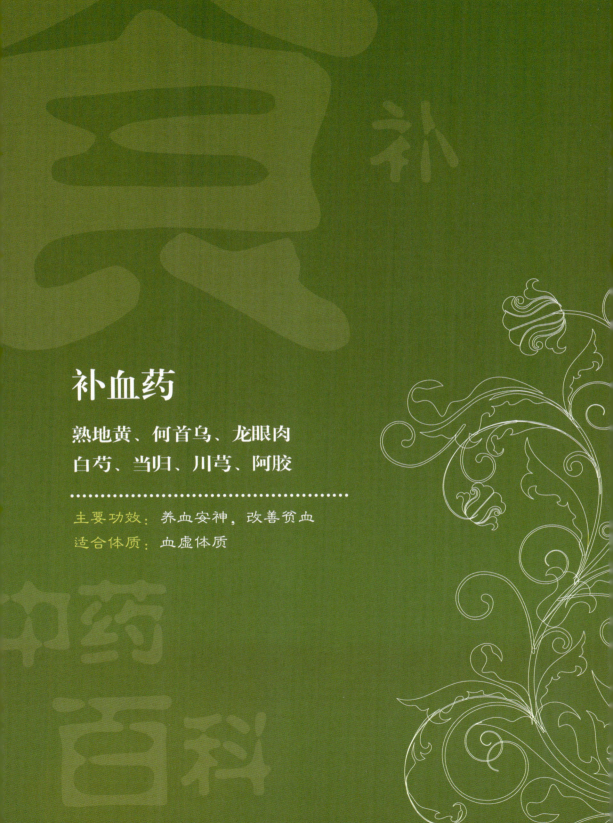

补血药

熟地黄、何首乌、龙眼肉
白芍、当归、川芎、阿胶

主要功效：养血安神，改善贫血
适合体质：血虚体质

熟地黄 | 四物汤必备药材

品种来源 为生地黄（玄参科植物地黄的块根）经加黄酒拌蒸至内外色黑、油润，或直接蒸至黑润而成。

性　　味 甘，微温。

一般用量 10~30克（3钱~1两）。

选购重点

1. 生地黄熏蒸至黑润则为熟地黄，本品为块状，大小不一，内外均是漆黑色，有光泽，外表面皱缩不平。
2. 断面滋润，中心部可见光亮的油脂状块、黏性大、质柔软，味甜。
3. 以块根肥大、软润、内外乌黑有光泽者为佳。

哪些症状适合用熟地黄改善？

1. 具有强心、利尿的功效。
2. 具有降血糖和增强免疫功能等作用。
3. 具有补血的功效，可改善贫血和血虚的症状。
4. 具有滋阴的功效，可改善久病慢性亏损的症状（症见内有虚火、口咽干、腰膝酸软）。

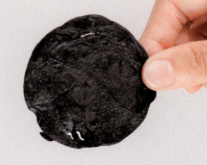

西医怎么说?

熟地黄含地黄素、甘露醇、维生素A类物质、糖类及氨基酸等成分。

1. 有强心、利尿的作用。
2. 有降血糖的作用。
3. 有增强免疫功能的作用。

这些人不要吃 熟地黄

- 熟地黄性质黏腻,有碍消化,凡脾胃虚弱、气滞痰多,脘腹胀满及食欲不振,腹泻者忌服。

熟地润肠粥　帮助排便顺畅

材料:熟地黄15克、肉苁蓉15克、柏子仁10克、猪肉丝50克、香菇5朵、白米1杯、盐少许、食用油少许

作法:
① 先将白米煮成饭。
② 熟地黄、肉苁蓉及柏子仁加约1000毫升的水煮20分钟,滤药汁,去药渣。
③ 香菇浸软切丝,与猪肉丝用油炒熟。
④ 药汁加入炒过的香菇及肉丝后,下煮好的白饭和适量的水共煮成粥,最后再加少许的盐调味即可食用。

功效:
1. 润肠通便,养血宁心安神。
2. 适合老年人体弱,大便无力排出者平时食用。

药膳小贴士
1. 熟地黄有养血滋阴的功效。
2. 肉苁蓉可润肠通便,尤其对老年人虚性便秘有帮助。
3. 柏子仁有养血润肠的作用。

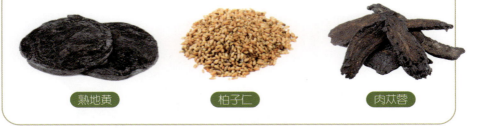

熟地黄　　柏子仁　　肉苁蓉

何首乌 | 秋冬食补宠儿

品种来源 为蓼科多年生缠绕草本植物何首乌（Polygonum multiflorum Thunb.）的块根。秋、冬二季叶枯萎时采挖，削去两端，洗净、切厚片、干燥，称生首乌；再以黑豆汁拌匀，蒸至内外均呈棕褐色，晒干，称为制首乌。

性　　味 制首乌甘、涩，微温。生首乌甘、苦，平。

一般用量 10~30克（3钱~1两）。

注意事项 制首乌补益精血、固肾乌须；生首乌截疟解毒、润肠通便，别用错。

选购重点

1. 何首乌呈团块或不规则纺缍形，面红棕色或红褐色，凹凸不平，有不规则纵纹及纵沟，切断面黄棕色，质坚实，不易折断。
2. 黄药子则呈圆形片状，中心凹下，外皮边缘稍向内翻，外皮黑棕色、粗糙。日前就曾发生过市场上以黄药子的块茎充当何首乌，造成民众食用后发生严重肝衰竭之案例，要特别注意。

哪些症状适合用何首乌改善？

1. 具有补肝肾、益精血的功效，可改善肝肾精血不足、腰膝酸软、遗精耳鸣、头晕目眩、心悸失眠、须发早白。
2. 具有润肠通便的功效，可改善便秘、痔疮。
3. 具有祛风解毒的功效，可改善风疹癣疥、皮肤瘙痒、皮肤脓肿。

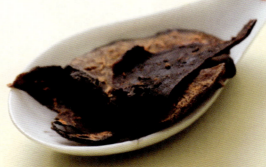

西医怎么说?

何首乌含蒽醌衍生物,主要为大黄酸、大黄素甲醚、大黄酚、大黄素(Emodin)等成分。

1. 能增强免疫功能,主要为增强网状内皮系统吞噬功能和细胞免疫功能。
2. 对实验性家兔血清胆固醇的增高有抑制作用,能减轻动脉内膜斑块的形成和脂质沉积,从而缓解动脉粥样硬化的形成。
3. 对离体蛙心有兴奋作用,并能减慢心率及增加冠状动脉血流量。
4. 可促进红血球的生成。
5. 有强壮神经、健脑益智作用。
6. 使动物血糖先升高后降低。
7. 有促进肠蠕动的作用,所以容易引起腹泻。
8. 生首乌经炮制后(即是制首乌),糖含量增加,结合蒽醌衍生物含量降低,游离蒽醌衍生物含量显著增加,故腹泻作用较小。

这些人不要吃 何首乌
- 腹泻及有湿痰者慎服。

何首乌茶 降低血脂肪

材料: 制何首乌20克、水500毫升
作法: 制何首乌加500毫升的水煮10分钟,即可当茶喝。
功效: 1. 可改善高脂血症,预防冠心病。
2. 可改善老年人体虚便秘。

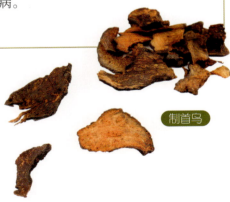
制首乌

龙眼肉 | 让你香甜一觉到天亮

- **别　　名** 桂圆、桂圆肉
- **品种来源** 为无患子科常绿乔木植物龙眼的果肉。
- **性　　味** 甘，温。
- **一般用量** 10~15克（3~5钱）；大剂量30克（1两）

选购重点

龙眼肉以大片、肉厚、质细软、色棕黄、半透明、味浓甜者为佳。

哪些症状适合用龙眼肉改善？

1. 具有开胃益脾之功效，可改善腹泻。
2. 具有养血安神之功效，可改善贫血、失眠。
3. 具有补虚长智之功效，可改善健忘、痴呆，甚至精神失常。
4. 一般人群均可食用，适宜体质虚弱的老年人、记忆力低下者、头晕失眠者、妇女等。
5. 龙眼肉可帮助病后体弱者作为调补滋养用。

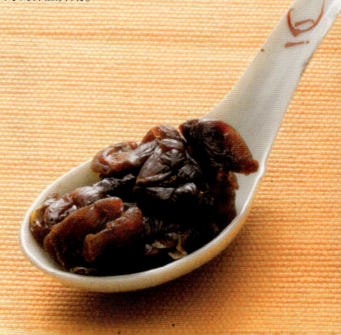

西医怎么说？

龙眼肉含葡萄糖、蔗糖、腺嘌呤、胆碱、蛋白质等成分。
1. 有镇静的作用。
2. 有健胃、滋养的疗效。

这些人不要吃

- 有上火发炎症状时不宜食用。
- 孕妇常会吃龙眼以求生龙珠大眼的小宝宝，但如果孕妇平常就容易口渴、便秘则是不宜多食。
- 桂圆富含铁质，能改善贫血引起的面容憔悴，但其性甘温，常服用会有湿热痰滞、胸闷不宽等现象。

龙眼肉

龙眼莲子大枣粥　改善健忘

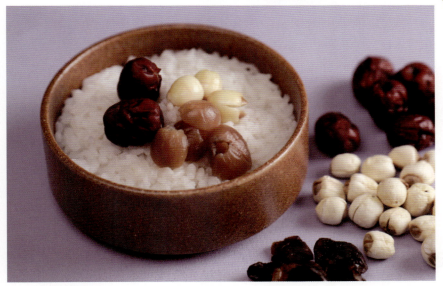

材料： 龙眼肉10克、莲子10克、大枣5枚、白米1杯、6~7杯水
作法： 以上食材用电饭锅共煮成粥后即可食用，所有的食材皆可食用。
功效： 改善贫血、失眠、健忘。

药膳小贴士

1. 龙眼肉和大枣皆可补气血，改善贫血、失眠、健忘。唯含有的糖分较高，糖尿病患者要小心食用。
2. 莲子有补脾止泻及养心安神的功效。

白芍 | 改善白带过多

- **别　　名** 芍药、白芍药
- **品种来源** 为毛茛科多年生草本植物芍药（Paeonia lactiflora Pall.）的根。
- **性　　味** 苦、酸、甘，微寒。
- **一般用量** 10~15克（3~5钱）。
- **注意事项** 平肝、敛阴白芍多生用；养血调经白芍多炒用或酒炒用。

选购重点

1. 白芍根呈圆柱形，以根粗长、匀直坚实、无白心或裂隙者为佳。
2. 白芍太白，可能熏过硫黄。

哪些症状适合用白芍改善？

1. 具有养血敛阴的功效，可改善月经不调、痛经、月经异常出血、妇女白带、自汗、盗汗、眩晕、头痛、虚热。
2. 具有平肝、柔肝止痛的功效，可改善胁肋脘腹部疼痛、泻痢腹痛、风湿性筋骨酸痛、四肢挛痛。

西医怎么说？

白芍含有芍药甙、羟基芍药甙、芍药内酯甙、苯甲酰芍药甙，以及苯甲酸、鞣质等成分。

1. 所含芍药甙有较好的解痉作用，对大鼠胃、肠、子宫平滑肌呈抑制作用。
2. 有镇静、镇痛、抗惊厥的作用。
3. 有降压、扩张血管的作用。
4. 白芍与甘草用，能治中枢性或

末梢性肌痉挛，以及因痉挛引起的疼痛，如腹痛、腓肠肌疼痛。

5. 白芍总甙对小鼠免疫具有调节作用，有增强心肌营养性血流量的作用。
6. 白芍醇提取物对大鼠蛋清性、甲醛性急性炎症及棉球肉芽肿等几种炎症均有显著抑制作用。
7. 白芍煎剂对某些细菌和致病真菌有抑制作用。

这些人不要吃

- 因为其性微寒，有虚寒证者不宜单用，需与其他中药配合使用。

芍药甘草汤　改善脚抽筋

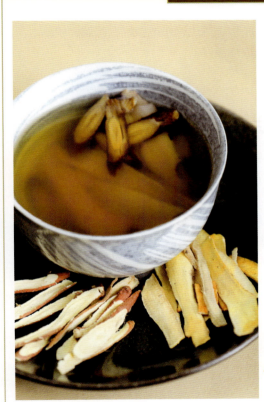

材料：
白芍药12克、甘草12克、水500毫升

作法：
白芍药、甘草加水煮10分钟后即可饮用。

功效：
1. 可以改善脚抽筋的现象。
2. 可以改善肠胃痉挛疼痛的现象。

药膳小贴士
芍药可养血、缓急止痛，配合甘草使用可缓解四肢肌肉痉挛抽搐疼痛。

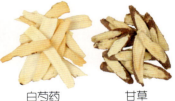

白芍药　　甘草

当归 | 红润脸色好帮手

品种来源 为伞形科多年生草本植物当归（Angelica sinensis 【Oliv.】Diels）的根。

性　　味 甘、辛，温。

一般用量 3~15克（1~5钱）。一般生用，为加强活血则酒炒用。

注意事项 补血用当归身，活血用当归尾，和血（补血活血）用全当归。

选购重点

1. 当归以大片且外观完整较好，有断裂、斑点遍布或虫蛀，都属劣质品。
2. 颜色呈现乳白带棕色、香味自然浓郁最好。

哪些症状适合用当归改善？

1. 具有补血、活血的功效，可改善血虚、血瘀（血液瘀阻）诸证、眩晕头痛、心悸、肢体麻木、跌打肿痛、皮肤脓肿溃疡。
2. 具有调经止痛的功效，可改善月经不调、经闭、痛经、月经异常出血、虚寒腹痛。
3. 具有润肠通便的功效，可改善肠燥排便困难。

西医怎么说？

当归含有挥发油，当归多糖，多种氨基酸，维生素A、B_{12}、E等成分。

1. 有抑制某些肿瘤株生长作用。
2. 有抑制体外菌作用。
3. 当归挥发油和阿魏酸能抑制子宫

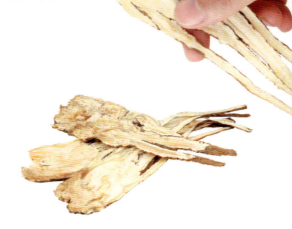

平滑肌收缩，而其水溶性或醇溶性非挥发性物质，则能使子宫平滑肌兴奋。当归对子宫的作用取决于子宫的机能状态而呈双相调节作用。

4. 可改善哮喘，实验室研究证实正丁烯夫内酯能对抗组胺—乙酸胆碱喷雾所致豚鼠实验性哮喘。
5. 当归有抗血小板凝集和抗血栓作用。
6. 能促进血红蛋白及红细胞的生成。
7. 有抗心肌缺血和扩张血管作用，并能改善周边循环。
8. 当归对实验性高脂血症有降低血脂作用。
9. 对免疫功能有增强作用。
10. 当归对小鼠四氯化碳引起的肝损伤有保护作用，并能促进肝细胞再生和恢复肝脏某些功能的作用。
11. 有镇静、镇痛、抗炎、抗缺氧、抗辐射损伤。

这些人不要吃

- 出血者禁服，脘腹胀满、孕妇慎服。
- 久服或多服当归会造成虚火上炎，出现咽喉痛、鼻孔灼热等症状。
- 当归有软便的作用，故腹泻的人不宜多用。

当归炖羊肉　头晕、头痛不见了

材料：当归30克、生地黄30克、枸杞子10克、土羊肉200克、盐少许、米酒少许、生姜5片

作法：
① 土羊肉切成小块（素食可用素羊肉代替）。
② 当归、生地黄、枸杞子、生姜、土羊肉和约2000毫升的水、少许米酒一起放到电饭锅内锅，电饭锅外锅放2杯水，炖煮至熟。
③ 炖熟后加入少许食盐调味，即可喝汤、吃羊肉。

功效：
1. 益气补血。
2. 当归有补血作用，加上地黄更滋阴补血，可改善阴血不足引起的头晕、头痛，以及月经异常。

枸杞子

生地黄

生姜

当归

川芎 | 头痛要药

- **别　　名** 芎䓖
- **品种来源** 为伞形科多年生草本植物川芎（Ligusticum chuanxiong Hort.）的根茎。
- **性　　味** 辛，温。
- **一般用量** 3~6克（1~2钱）。川芎用量宜小，过量容易引起呕吐、眩晕。

选购重点

1. 川芎根茎为不规则结节状拳形团块。
2. 个大饱满、质坚实、断面色黄白、油性大、无虫蛀、香气浓者为佳。

哪些症状适合用川芎改善？

1. 具有活血行气的功效，可改善月经不调、痛经、经闭、产后恶露腹痛、心胸胁肋部疼痛、跌打损伤肿痛。
2. 具有祛风止痛的功效，可改善头痛、眩晕、目暗、筋骨酸痛、肢体麻木。
3. 川芎擅长于治疗头痛，对感冒风寒的头痛及风湿性偏头痛有帮助。

西医怎么说？

川芎含挥发油、生物碱、酚性物质，以及内脂素、维生素A、叶酸等成分。

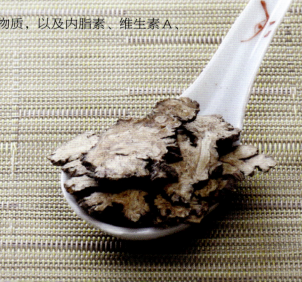

1. 能抑制血管平滑肌收缩，扩张冠状动脉，增加冠状动脉血流量，改善心肌缺氧状况及肠系膜微循环，并能降低心肌耗氧量，增加脑及肢体血流量，降低周边血管阻力。
2. 对宋内氏痢疾杆菌、大肠杆菌，及变形、绿脓、伤寒、副伤寒杆菌等有抑制作用。
3. 可使孕兔离体子宫收缩加强，大剂量川芎则转为抑制子宫收缩。
4. 水煎剂对动物中枢神经有镇静作用。
5. 有降压作用。
6. 有抗维生素E缺乏作用。
7. 可抑制小肠的收缩。
8. 对免疫系统有一定调整作用，可提高γ球蛋白及T淋巴细胞。
9. 能降低血小板表面活性，抑制血小板聚集，可预防血栓的形成。
10. 对 $^{60}Co\ \gamma$ 射线及氮芥所形成的动物损伤有明显保护作用。

这些人不要吃 川芎

- 月经过多、孕妇及出血性疾病慎服。
- 阴虚火旺体质者禁服。

川芎茶　感冒头痛良药

材料：川芎3克、茶叶6克、水1000毫升

作法：川芎和茶叶加水煮3~5分钟，当茶水饮用。

功效：
1. 可改善头痛。
2. 对风热感冒头痛有效。

药膳小贴士

1. 川芎可祛风止痛，是治疗头痛的良药。
2. 一般感冒时是不建议喝茶叶的，但是风热感冒头痛时是可以稍加茶叶而上清头目。

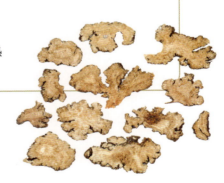

阿胶 | 女人的好伙伴

品种来源 为马科动物驴（Equus asinus L.）的皮经煎煮、浓缩制成的固体胶。捣成碎块或以蛤粉烫炒成阿胶珠。

别　　名 阿胶珠

性　　味 甘，平

一般用量 3~15克（1~5钱），溶化冲服。

选购重点

胶块平整光滑，表面黑漆，闪闪有光，透如琥珀；质硬而脆，盛夏之季也不软化；微带甜味，无异味臭气；阿胶溶于水中，水液澄明，不产生显著混浊。

哪些症状适合用阿胶改善？

1. 具有补血、止血的功效，可改善血虚面色萎黄、眩晕心悸、虚劳咯血、衄血、吐血、便血、尿血、血痢、先兆性流产、月经异常出血。
2. 具有滋阴润燥的功效，可改善肺虚燥咳、手足抽搐、虚烦失眠。
3. 适宜贫血的女性、身体虚弱、免疫力低下的人及产后妇女。
4. 止血常用阿胶珠。

西医怎么说？

　　阿胶主要由胶原（glutin）及部分水解产生的赖氨酸（lysine）、精氨酸（arginine）、组氨酸（histidine）等多种氨基酸组成。
1. 能促进血中红细胞和血红蛋白的生成，作用优于铁剂。
2. 能改善动物体内钙平衡，促进钙的吸收和在体内的存留。
3. 可使血压升高而抗休克。

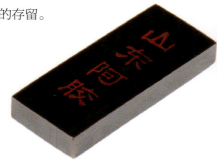

滋阴药

天门冬、麦门冬、石斛、百合、沙参
枸杞子、黑豆、龟甲、玉竹、桑葚

主要功效：生津润燥，滋润退虚火
适合体质：阴虚体质

天门冬 | 养阴润肺止渴良药

- **别　　名** 天冬。
- **品种来源** 为百合科多年生草本植物天冬（Asparagus cochinchinensis【Lour.】 Mer r.）的块根。
- **性　　味** 甘、苦，寒。
- **一般用量** 6~15克（2~5钱）。

选购重点

天门冬呈长纺锤形，以身干、个大、饱满、质硬或柔润、有黏性、致密、断面角质样、中柱黄白色、半透明者为佳。

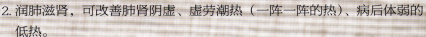

哪些症状适合用天门冬改善？

1. 养阴清热，可改善阴虚内热、津少口渴、肺燥干咳、痰稠难咯等病症。
2. 润肺滋肾，可改善肺肾阴虚、虚劳潮热（一阵一阵的热）、病后体弱的低热。

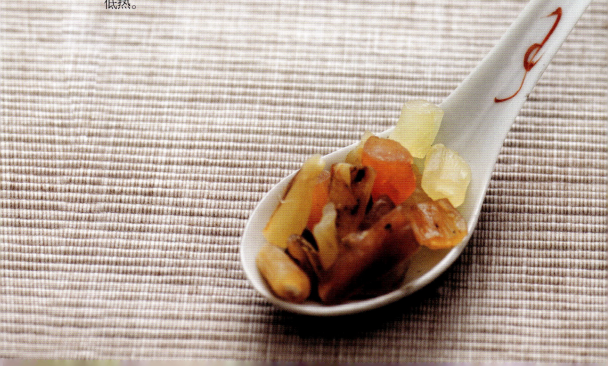

西医怎么说？

天门冬含天门冬素、黏液质、β—甾醇及5—甲氧基甲基糠醛及多种氨基酸等成分。

1. 有镇咳、祛痰作用。
2. 对多种细菌有抑制作用。
3. 对急性淋巴细胞型白血病、慢性粒细胞型白血病及急性单核细胞型白血病患者的脱氢有一定的作用，具抗肿瘤活性。

这些人不要吃天门冬

- 腹泻及风寒咳嗽（症见咳嗽、痰白、痰稀、口不干）者禁服。

二冬蜜汁　保护你的喉咙

材料：天门冬6克、麦门冬6克、五味子3克、水500毫升、蜂蜜适量

作法：天门冬、麦门冬及五味子加500毫升的水煮10分钟，加入蜂蜜搅拌均匀后即可饮用。

功效：1. 改善口干、口渴的现象。
　　　　2. 可养阴清热，改善干咳、久咳。

药膳小贴士

天门冬及麦门冬皆可滋阴润肺，保养喉咙及肺部。

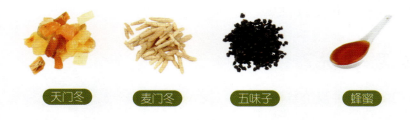

天门冬　麦门冬　五味子　蜂蜜

麦门冬 | 改善喉咙痛

别　　名 麦冬。
品种来源 为百合科多年生草本植物麦冬（Qphiopogon Japonicus【Thunb.】Ker-Gawl.）的块根。
性　　味 甘、微苦，微寒。
一般用量 6~15克（2~5钱）。

选购重点

麦门冬块根纺莛形，以肥壮、黄白色、半透明、质柔、气微香、味微甘、涩、嚼之微有黏性，无发霉变质者为佳。

哪些症状适合用麦门冬改善？

1. 具有滋阴润肺的功效，可改善肺燥干咳、阴虚劳嗽、咽喉疼痛。
2. 具有益胃生津的功效，可改善津伤口渴、内热口渴、便秘。
3. 具有清心除烦的功效，可改善心烦失眠。

西医怎么说？

麦门冬含多种沿阶草甾体皂甙、β－谷甾醇、氨基酸、多量葡萄糖等成分。

1. 能增强网状内皮系统吞噬能力，升高周边白细胞，提高免疫功能。
2. 能增强垂体肾上腺皮质系统作用，有助于提高机体适应性。
3. 有抗心律失常以及扩张周边血管的作用。

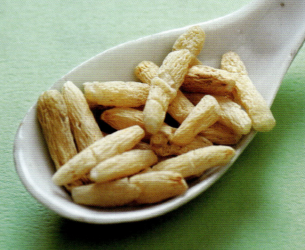

4. 有降血糖作用。
5. 体外实验对多种细菌有抑制作用。
6. 注射麦冬液能明显提高小鼠耐缺氧能力。

这些人不要吃麦门冬
- 虚寒腹泻、脘腹胀满风寒或寒痰咳嗽、喘促者禁服。

麦冬乌梅饮　改善口干舌燥

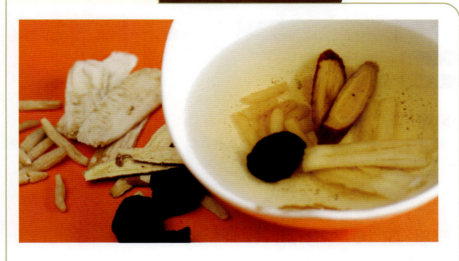

材料：麦门冬10克、乌梅3枚、橘梗6克、生甘草3克、水1000毫升、冰糖适量

作法：麦门冬、乌梅、橘梗、生甘草和水一起共煮成汁，时间约10~15分钟即可，最后下冰糖调味后即可饮用。

功效：
1. 改善口干舌燥、咽喉干燥、饮水不止渴。
2. 改善燥咳、久咳。

药膳小贴士
1. 麦门冬可养阴润肺、益胃生津。
2. 乌梅有收敛生津的作用，可用于虚热烦渴及久咳。

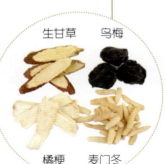

生甘草　乌梅
橘梗　麦门冬

石斛 | 清热又护眼

品种来源 为兰科多年生草本植物环草石斛（Dendrobium loddigesii Rolfe.）、马鞭石斛（D. fimbriatum Hook. var. oculatum Hook.）、黄草石斛（D. chrysanthum Wall.）、铁皮石斛（D. candidum Wall. ex Lindl.）或金钗石斛（D. nobile Lindl.）的茎。

性　　味 甘苦，微寒。

一般用量 10~15克（3~5钱）。

选购重点

石斛以身长、表面金黄色、有光泽，具细纵纹、质柔韧而实、断面平坦、味苦、有黏性者为佳。

哪些症状适合用石斛改善？

1. 具有滋阴清热的功效，适用于热病伤津、虚热不退。
2. 具有养胃生津的功效，适用于胃阴不足、口干咽燥、胃脘痛干呕。
3. 具有润肺止咳的功效，适用于肺燥咳嗽。
4. 具有益肾明目的功效，适用于腰膝酸软、目暗视物不清。

西医怎么说？

石斛含石斛碱、石斛胺碱、石斛次碱、石斛星碱、

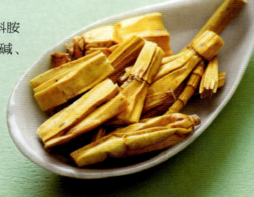

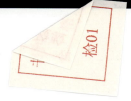

石斛因碱，及黏液质、石斛淀粉等成分。
1. 能促进胃液分泌，可助消化。
2. 石斛碱有一定的止痛、退热作用。
3. 石斛有增强代谢、抗衰老等作用。

这些人不要吃

- 发热性疾病早期阴液未伤者，湿温病未化燥者，脾胃虚寒者，均禁服。

石斛甘蔗饮　让你胃口大开

材料：
石斛15克、玉竹12克、北沙参12克、麦门冬12克、甘蔗汁250毫升

作法：
❶ 石斛、玉竹、北沙参及麦门冬加300毫升的水煮15分钟，过滤取药液。
❷ 药液和甘蔗汁混合后即可饮用。

功效：
1. 改善口干喜饮。
2. 改善食欲不振。

药膳小贴士
甘蔗清热、生津、润燥。

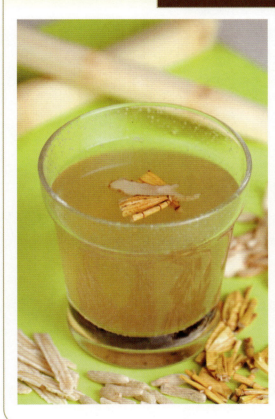

石斛　北沙参　麦门冬　玉竹

百合 | 食药两用的止咳良药

品种来源 为百合科多年生草本植物百合（Lilium brownii F. E. Brown var. viridulum Baker）或细叶百合（L. pumilum DC.）的肉质鳞叶。

性　　味 甘，微寒。

一般用量 10~30克（3钱~1两）。量小无效。

注意事项 1. 清心百合宜生用，润肺百合宜蜜炙用。
2. 百合较适合用在干咳、久咳。

选购重点

以瓣匀肉厚、色黄白、质坚、筋少、野生者为佳。

哪些症状适合用百合改善？

1. 具有养阴润肺的功效，可改善阴虚久咳、痰中带血、咽痛失音。
2. 具有清心安神的功效，可改善热病后期、余热未清，或情志不遂、虚烦惊悸、失眠多梦、精神恍惚。
3. 具有润肺止咳的功效。
4. 适宜体虚肺弱者、更年期妇女、神经衰弱者、睡眠不宁者。

西医怎么说？

百合含秋水仙碱等多种生物碱及淀粉、蛋白质、脂肪等成分。

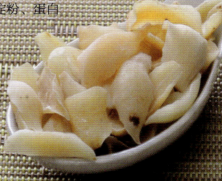

1. 百合煎剂对氨水引起的小鼠咳嗽有镇咳作用,并能对抗组织缺氧引起的蟾蜍哮喘。
2. 有耐缺氧作用。

这些人不要吃 百合

- 风寒咳嗽(症见咳嗽、痰白、喉咙不痛)、脾胃虚寒及大便腹泻者不宜多食。

银耳百合冰糖 止咳、安神、养胃

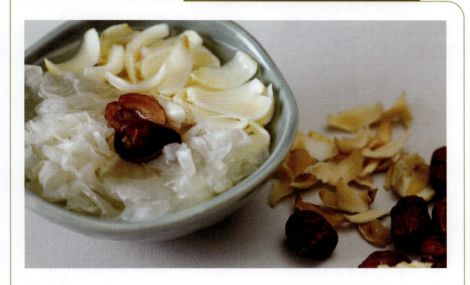

材料:白木耳(银耳)10克、百合30克、红枣10枚、冰糖适量

作法:❶白木耳浸泡10~20分钟,待膨胀后,切去蒂头,其余切段。
❷百合用水洗去表面的杂质,浸水1小时。
❸红枣洗净压破去籽。
❹白木耳、百合、红枣及冰糖加适量的水用电饭锅炖煮,煮至百合熟烂即可食用。

功效:1. 生津润肺止咳,改善秋天的燥咳、干咳。
2. 宁心安神、滋润养胃。

药膳小贴士

1. 百合可润肺止咳,用于久咳、干咳。
2. 白木耳有降血压,滋养、健胃的作用。

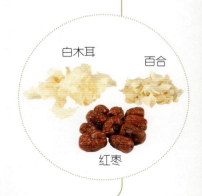

白木耳　百合　红枣

沙参 | 改善肺结核咳嗽

别　　名 北沙参

品种来源 为伞形科多年生草本植物珊瑚菜（Glehnia littoralis Fr. Schmidt ex Miq.）的根，一般以秋参为好。

性　　味 甘、微苦，微寒。

一般用量 10~15克（3~5钱）。

注意事项 沙参较适合干咳或久咳（慢性咳嗽）时使用。

选购重点

1. 北沙参根呈细长圆柱形，偶有分枝，气特异，味微甜。
2. 以粗细均匀，去净外皮，色黄白，质坚实者为佳。

哪些症状适合用沙参改善？

1. 具有养阴清肺的功效，可改善燥伤肺阴之干咳痰少、咽干鼻燥、肺结核之久咳嗽血。
2. 具有益胃生津的功效，可改善热伤胃阴之口渴舌干、食欲不振。

西医怎么说？

北沙参含生物碱、挥发油及淀粉等成分。

1. 沙参乙醇提取物有降低体温和镇痛作用。
2. 沙参水浸汁在低浓度时对离体蟾蜍的心脏能加强收缩，浓度增高则出现抑制作用直至心室停止跳动但具可恢复性。

这些人不要吃 沙参

- 风寒咳嗽及腹泻者禁服。
- 痰热咳嗽者慎服。

沙参排骨汤　止咳、益胃、改善口干渴

材料：北沙参15克、玉竹15克、淮山药30克、麦门冬12克、莲子15克、排骨8~10小块、盐少许

作法：
❶ 莲子先浸水1小时。
❷ 所有食材加约2000毫升的水共煮成汤，最后加少许盐调味后即可喝汤吃排骨肉。

功效：
1. 改善气短乏力、出汗多。
2. 改善口干渴喜饮水的症状。
3. 可润肺止咳、益胃生津。

药膳小贴士

1. 沙参、麦冬、玉竹皆为滋阴药，搭配起来有益气生津的作用。
2. 素食者可以素肉代替排骨。

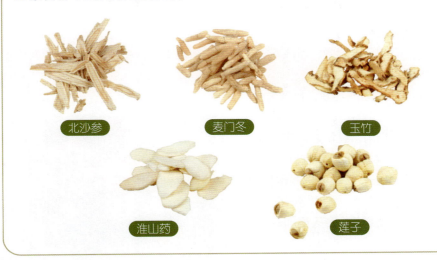

北沙参　麦门冬　玉竹　淮山药　莲子

滋阴药　沙参

枸杞子 | 火气大的人不宜多吃

别　　名 甘杞
品种来源 茄科落叶灌木植物宁夏枸杞子（Lycium barbarum L.）成熟果实。
性　　味 甘，平。
一般用量 10~15克（3~5钱）。

选购重点

1. 优质的枸杞子外观红色或紫红色，以质柔软、多糖质、滋润，味甜，大小均匀，无油粒、破粒、杂质、虫蛀、霉变等现象者为佳。尤以粒大、肉厚、籽少者最为上品。
2. 颜色太鲜艳的枸杞子用高浓度明矾水浸洗过，口感涩、肉质薄，不能食用。
3. 若枸杞太红，也可能熏过硫黄。
4. 枸杞子在夏季极易发霉，生虫和变色，不易保持其原有的鲜红色泽，保持不当，甚易变黑色，一般家庭使用冰箱保存即可。

哪些症状适合用枸杞子改善？

1. 具有补肾益精的功效，可改善肝肾亏虚、腰膝酸软、阳痿遗精。
2. 具有养肝明目的功效，可改善头晕目眩、视物不清、视力减退、早期老年性白内障。
3. 具有润肺生津的功效，可改善虚劳咳嗽、糖尿病之口渴症状。
4. 久服有抗衰老、延年益寿的效果。
5. 一般人均可使用，适宜肝肾阴虚、癌症、高血压、高血脂、动脉硬化、慢性肝炎、脂肪肝患者食用；用眼过度者、老人更加适合。

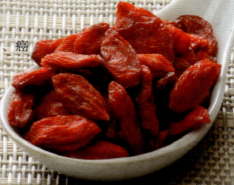

西医怎么说？

枸杞子含甜菜碱、多糖、粗脂肪、粗蛋白、硫胺素、核黄素、胡萝卜素，以及钙、磷、铁、锌等元素。

1. 具有升高周边白细胞、增强网状内皮系统吞噬能力，有增强细胞与体液免疫的作用。
2. 对造血功能有促进作用。
3. 能抗衰老、抗突变、抗肿瘤。
4. 有保肝的作用。
5. 有降血糖的作用。

这些人不要吃 枸杞子

- 枸杞不是所有的人都适合服用的，大凡感冒、腹泻者最好不要食用。

枸杞菊花茶　清目明肝、不再流眼泪

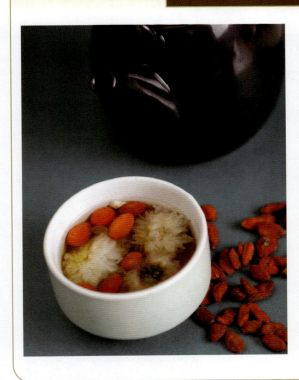

材料：
枸杞子6克、菊花8朵、热开水适量

作法：
1. 将枸杞子与菊花放入保温杯中用热开水冲泡，即可慢慢饮用。
2. 可回冲2~3次。

功效：
清肝明目，改善流眼泪，眼睛模糊的症状。

药膳小贴士

1. 枸杞子可滋阴补血、益精明目。
2. 菊花可清肝火、明目、疏风散热。

黑豆 | 入肾的滋补黑色食物

- **别　　名** 黑大豆、马料豆、乌豆
- **品种来源** 豆科植物乌豆的种子。
- **性　　味** 甘，平。
- **一般用量** 10~30克（3钱~1两）。

选购重点

黑豆有豆中之王的美称，以种皮黑色，粒大者为佳。

哪些症状适合用黑豆改善？

1. 具有消肿下气、活血利水的作用，可改善水肿胀满、脚气、黄疸浮肿，适宜脾虚水肿、脚气浮肿者食用。
2. 具有润肺清热的作用，适宜体虚之人及小儿盗汗、自汗，尤其是热病后出虚汗者食用。
3. 具有祛风除痹的作用，可改善风痹肌肉痉挛，适宜四肢麻木者食用。
4. 具有补血安神的作用，可改善失眠、健忘。
5. 具有明目健脾的作用。
6. 具有补肾益阴的作用，有乌发黑发以及延年益寿的功能，适宜老人肾虚耳聋、小儿夜间遗尿者食用；亦适宜妊娠腰痛或腰膝酸软、白带量多者。
7. 具有解毒的作用，可改善皮肤脓肿溃疡，可解药毒。

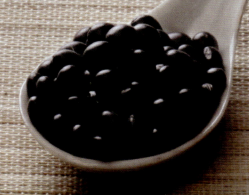

西医怎么说？

黑豆含蛋白质、脂肪、淀粉、钙、磷、铁和多种维生素，有滋养、强壮作用。

> **这些人不要吃 黑豆**
> - 小儿不宜多食。

黑豆酒　去风活血、不当人体气象台

材料：黑豆500克、米酒（白酒、高粱酒）1200毫升

作法：
1. 将黑豆炒过。
2. 炒过的黑豆加入米酒，等酒变成紫红色时，把黑豆过滤去除。
3. 装入瓶中放置7天之后即可饮用，每次只需饮用1小杯（约20~30毫升）。

功效：祛风活血，可改善筋骨风湿痹痛。

药膳小贴士

黑豆可活血、祛风、解毒，再加上米酒的作用，可改善风湿性筋骨酸痛、肌肉痉挛疼痛。

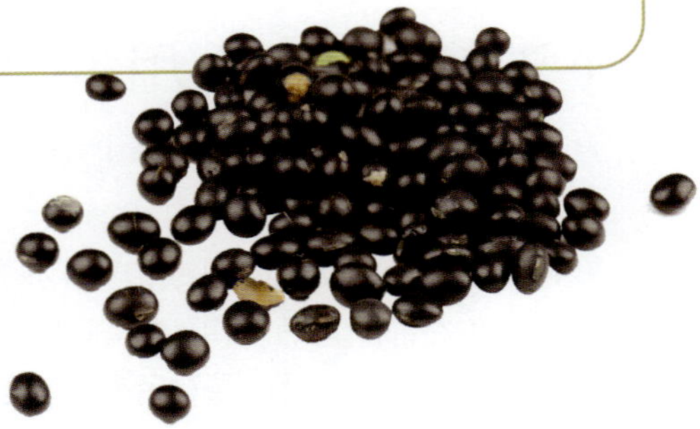

滋阴药
黑豆

龟甲 | 孕妇小心食用

- **别　　名** 败龟板、龟板
- **品种来源** 为龟科动物乌龟（Chinemys reevesii【Gray】）的背甲及腹甲，依炮制方式不同可分升龟甲和瞻龟甲。
- **性　　味** 甘、咸，平偏凉。
- **一般用量** 15~30克（5钱~1两）；龟甲宜先煎。
- **注意事项** 炙龟甲一次服用太多（1两以上）会引起腹泻。

选购重点

龟甲背甲呈长椭圆形拱状，外表面棕褐色或黑色。以血板、块大、干燥、纯底板、无墙板、无火烧板、完整洁净，而且无腐肉者为佳。

哪些症状适合用龟甲改善？

1. 具有滋阴潜阳的功效，可改善阴虚阳亢、眩晕耳鸣；阴虚火旺、骨蒸潮热、盗汗遗精；阴虚风动、手足蠕动。
2. 具有补肾健骨的功效，可改善肾阴不足、腰膝酸软。
3. 具有养心安神的功效，可改善心神失养、惊悸虚烦、失眠健忘。
4. 具有调经止血的功效，可改善经血失调、吐血衄血、月经过多、腹痛月经异常出血、妇女白带。

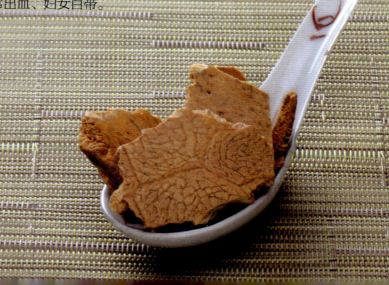

西医怎么说？

龟甲含胶质、脂肪及钙、磷等成分。
1. 有增强免疫功能的作用。
2. 有解热作用。
3. 能补充钙质及其他养分。
4. 有镇静作用，可改善神经衰弱。
5. 对慢性皮肤疮疡，久不愈合可改善之。

这些人不要吃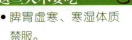

- 脾胃虚寒、寒湿体质禁服。
- 素食者可用杞菊地黄丸代替。

龟鹿二仙胶　改善神经衰弱、盗汗、失眠

材料：龟鹿二仙胶3~6克（龟鹿二仙胶为龟甲和鹿角熬胶而成，可从中药店直接购买龟鹿二仙胶）、高粱酒20毫升

作法：龟鹿二仙胶用酒溶化后喝下。

功效：
1. 补虚劳，改善盗汗等症状。
2. 对严重的神经衰弱、失眠、夜盗汗有帮助。

药膳小贴士

1. 龟鹿二仙胶适用于阴虚有虚火的情况，但虚寒体质及腹泻者不宜食用。
2. 有人用龟鹿二仙胶是为了治疗更年期症状，素食者可以用杞菊地黄丸、加味逍遥散来代替。

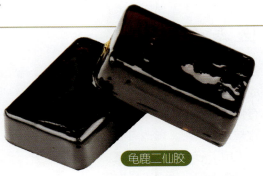

龟鹿二仙胶

玉竹 | 润肺养颜的好帮手

别　　名 葳蕤、萎蕤

品种来源 为百合科多年生草本植物玉竹（Polygonatum odoratum 【Mill.】Druce）的根茎。

性　　味 甘，微寒。

一般用量 10~15克（3~5钱），用于强心可重用至30~60克（1~2两）。

选购重点

玉竹以条长、肥状、色黄白、味甘、嚼之发黏者为佳。

哪些症状适合用玉竹改善？

1. 具有润肺滋阴的功效，可改善燥热咳嗽、虚劳久嗽。
2. 具有养胃生津的功效，可改善热病伤阴口渴、内热口渴。
3. 适宜体质虚弱、免疫力降低、阴虚燥热、食欲不振、肥胖的人。
4. 有润肠通便的作用。

西医怎么说？

玉竹含铃兰苦甙、铃兰甙和维生素A、黏液质等成分。

1. 具有强心、升压的作用。
2. 玉竹与党参合用，能改善心肌缺血，可用于冠心病、心绞痛。
3. 有类似肾上腺皮质激素样作用。
4. 有降血脂和降血糖作用。

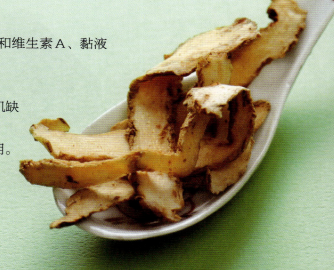

桑葚 | 补血、清血都很行

- **别　　名** 桑葚子
- **品种来源** 为桑科植物桑树结的果实。
- **性　　味** 甘、微酸，温。
- **一般用量** 10~15克（3~5钱）。可熬膏服用，每次服15克（5钱）。
- **注意事项** 桑葚和韭菜同食会引起腹痛、腹泻。

选购重点

桑葚为聚花果，以个大、肉多、色紫红、糖性大者为佳。

哪些症状适合用桑葚改善？

1. 具有润阴补血的功效，适用于肝肾不足、精血亏虚、头晕目暗、耳鸣失眠、须发早白等症。
2. 具有生津润燥的功效，可用于治疗津伤内热口渴、阴虚肺燥干咳、津伤便秘。
3. 可改善老年性便秘。

西医怎么说？

桑葚含有机酸、黏液质、菊色素、糖分和多种维生素、有利尿、镇咳、强壮的作用。

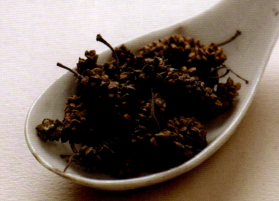

桑葚汁 改善腰膝疼痛、头晕体力差

材料：新鲜桑葚30克、水适量、冰糖少许

作法：
1. 桑葚压破之后加水煮汁，再加冰糖调味即可饮用。
2. 亦可买桑葚膏，加热开水稀释后饮用。

功效：
1. 改善病后身体虚弱、头晕体力差。
2. 改善腰膝酸痛。
3. 对老年人的便秘有帮助。
4. 可改善年轻人的早发性白发。

药膳小贴士

桑葚有补肝肾的作用，亦对虚性便秘有帮助。

这些人不要吃 桑葚

- 脾胃虚寒腹泻者要慎用，桑葚能使胰蛋白酶活性降低，因此，消化不良的人要小心使用。

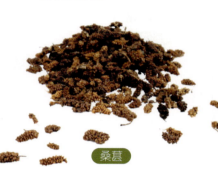

桑葚

玉竹炖肉 改善久咳痰少

材料：玉竹15克、瘦猪肉1斤、水300毫升、盐少许

作法：玉竹和猪肉加水放入电饭锅中一起炖煮，炖好之后加少许盐调味，即可食用。

功效：改善久咳痰少。

药膳小贴士

1. 玉竹有养阴润燥、生津止渴的作用。
2. 素食者可以素肉代替瘦猪肉。

这些人不要吃 玉竹

- 脾虚腹泻者慎服，痰湿体质者禁服。

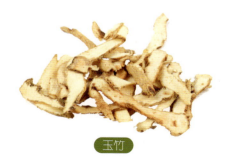

玉竹

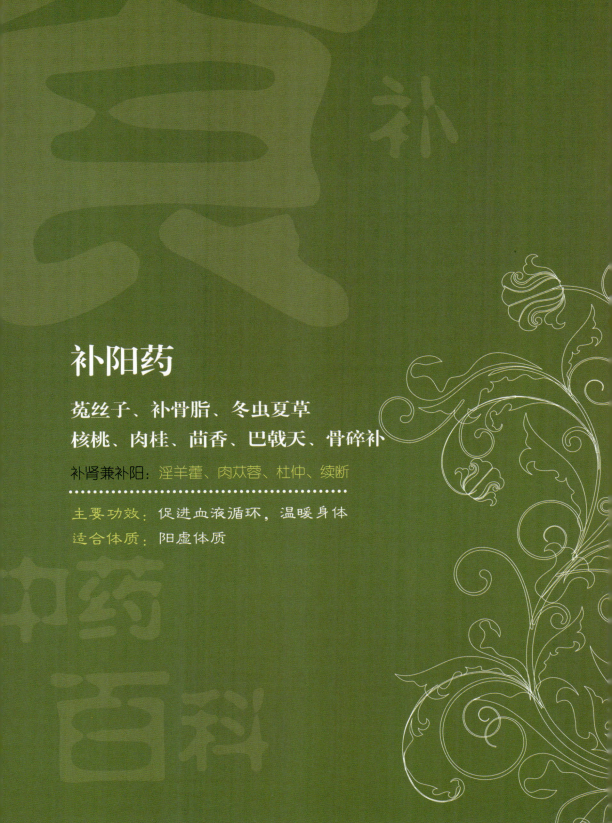

补阳药

菟丝子、补骨脂、冬虫夏草
核桃、肉桂、茴香、巴戟天、骨碎补

补肾兼补阳：淫羊藿、肉苁蓉、杜仲、续断

主要功效：促进血液循环，温暖身体
适合体质：阳虚体质

菟丝子 | 明目安胎的良药

- **别　　名** 菟丝、吐丝子
- **品种来源** 为旋花科一年生寄生缠绕草本植物菟丝子（Cuscuta chinensis Lam.）的成熟种子。
- **性　　味** 辛甘，平偏温。
- **一般用量** 10~15克（3~5钱）。
- **注意事项** 菟丝子平补而峻猛，可搭配其他补肾药使用。

选购重点

1. 菟丝子种子类圆形，腹棱线明显，两侧常凹陷。
2. 以颗粒饱满，无尘土杂质者为佳。

哪些症状适合用菟丝子改善？

1. 具有补肾益精的功效，可改善腰痛耳鸣、阳痿遗精、糖尿病之口渴症状、不孕、遗尿失禁、小便浑浊、妇女白带。
2. 具有养肝明目的功效，可改善头目昏暗、眼花，对早期老年性白内障有帮助。
3. 具有健脾固胎的功效，可改善食欲不振、腹泻、先兆性流产。

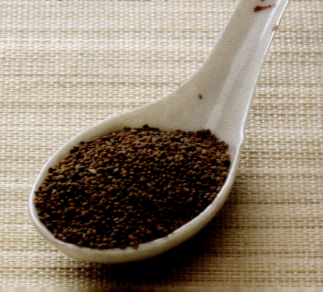

西医怎么说？

菟丝子含树脂甙、糖类、黄酮类化合物等成分。

1. 能增强离体蟾蜍心脏收缩力。
2. 能增强非特异性抵抗力。
3. 对延缓大鼠半乳糖性白内障的发展，有一定的治疗作用。

这些人不要吃菟丝子

- 阴虚火旺、阳强不痿（性欲亢进），以及便秘者禁止服用。

菟丝子枸杞蛋　　跟看不清楚说拜拜

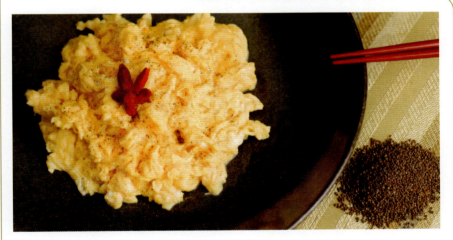

材料：菟丝子粉10克、枸杞子6克、蛋2颗、食用油少许

作法：
1. 酒制菟丝子10克研粉。
2. 蛋打匀加入菟丝子和枸杞子搅拌均匀。
3. 炒菜锅内入少许食用油烧热，倒入作法②炒一炒。
4. 蛋炒熟后即可食用。

功效：改善肝血不足，视物模糊。

药膳小贴士

1. 菟丝子可养肝明目、安胎。
2. 枸杞子亦是对眼睛很好的中药，和菟丝子搭配使用效果更好。

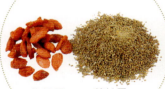

枸杞子　　菟丝子

补骨脂 | 胃病者小心使用

- **别　　名** 破故纸
- **品种来源** 为豆科一年生草本植物补骨脂（Psoralea corylifolia L.）的成熟果实。
- **性　　味** 辛、苦，温。
- **一般用量** 6~15克（2~5钱）。

选购重点
补骨脂果实呈扁圆状肾形，以粒大、色黑、饱满、坚实、无杂质者为佳。

哪些症状适合用补骨脂改善？

1. 具有温肾固精的功效，可改善肾阳不足、腰膝冷痛、阳痿早泄、遗精滑精、频尿遗尿。
2. 具有暖脾止泻的功效，可改善大便久泻。
3. 具有纳气平喘的功效，可改善肾不纳气、虚寒喘促与咳嗽。

西医怎么说？

补骨脂含有脂肪油、挥发油、树脂及补骨脂素、异补骨脂素等成分。

1. 能扩张冠状动脉，兴奋心脏，可提高心脏功率。
2. 能收缩子宫及缩短出血时间，减少出血量。
3. 有致光敏作用，内服或外涂皮肤，经日光或紫外线照射，可使局部皮肤色素沉着。
4. 有抗肝瘤、抗衰老的作用。
5. 有抑菌、杀虫的作用。
6. 具有雌激素样的作用。

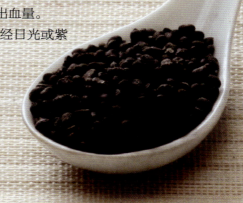

补骨脂小茴香炖腰子 改善肾虚、遗精

材料： 补骨脂10克、小茴香6克、腰子1对、食盐少许

作法：
❶ 补骨脂、小茴香和腰子（整颗不切块）加适量的水，水量以盖过食材为准，用小火炖30分钟，再加入少许食盐调味。
❷ 取出腰子切出肾盏（即腰子中间白色的部分），再将没有白色部分的腰子切片食用。

功效：
1. 改善肾虚频尿。
2. 改善肾虚腰酸、遗精、耳鸣。

药膳小贴士

1. 补骨脂可补肾助阳。
2. 小茴香可祛寒止痛。
3. 腰子为补肾的常用食材，可改善肾虚腰痛、遗精、盗汗、耳鸣等症，素食者可以用素腰花、核桃、黑豆、黑木耳取代。

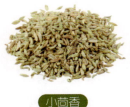

小茴香

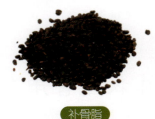

补骨脂

这些人不要吃 补骨脂

- 补骨脂性温热、窜燥，不可随便使用，阴虚火旺及便秘者禁服，否则易动火，出现口干、舌燥、咽痛等症状。
- 补骨脂对胃有刺激性，胃病者要小心使用；消化性溃疡属虚寒型者仍可服用，须由中医师来诊治。

冬虫夏草 | 病后体虚调养品

品种来源 为麦角菌科真菌冬虫夏草（Cordyceps sinensis【Berk.】Sacc.）寄宿生在蝙蝠科昆虫幼虫上的子座及幼虫尸体的复合体。

性　　味 甘，平微温。

一般用量 10～15克（3～5钱）。

注意事项 1. 主要用于病后调补身体。
2. 冬虫夏草为平补的药品，作用力较平缓，可长期服用。

选购重点

1. 冬虫夏草以虫体丰满肥大、无虫蛀发霉、质脆易折断、断面内心充实为佳。
2. 以略平坦、白色略发黄、周边显深黄色、菌座与虫体连接完整、菌座短者为好。
3. 以质柔韧、断面为纤维状、黄白色、口尝感觉味淡微酸，闻之微有腥香味者比较好。

哪些症状适合用冬虫夏草改善？

1. 具补肺气之效，可改善肺虚咳嗽与喘促、劳嗽痰血、自汗、盗汗。
2. 具有益肾精的功效，可改善肾虚阳痿、遗精、腰膝酸痛、病后体弱。
3. 适宜慢性支气管病人、肺气肿患者、肺结核患者、支气管哮喘者、盗汗者、慢性肾炎、阳痿遗精者。
4. 主要用于病后调补身体。
5. 呼吸道抵抗力低、易感冒者，可用冬虫夏草当补品服食，加强抵抗力。

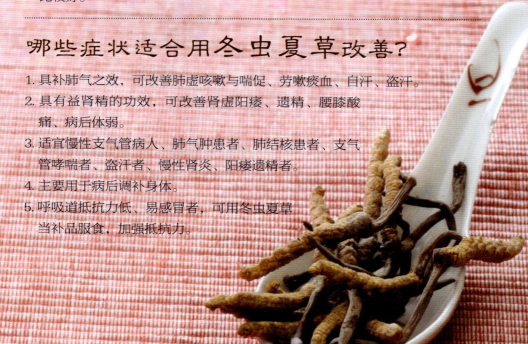

西医怎么说？

冬虫夏草含粗蛋白，其水解产物为谷氨酸、苯丙氨酸、脯氨酸等，还分离出虫草酸、D甘露糖醇、甘露醇、半乳甘露聚糖及多种微量元素。

1. 有平喘作用，对离体豚鼠支气管平滑肌有明显扩张作用，且能增强肾上腺素。
2. 可明显改善肾衰患者的肾功能状态和提高细胞免疫功能，从尿蛋白定量、血清肌酐及病理学几方面证明对大鼠实验性Heymann肾炎有效。
3. 有减慢心率，降血压，抗实验性心律失常及抗心肌缺血缺氧，抑制血栓形成，降低胆固醇、甘油三酯等作用。
4. 有抗癌、抗菌、抗病毒、抗炎的作用。
5. 有抗放射、镇静的作用。
6. 有祛痰、平喘的作用。

这些人不要吃 冬虫夏草

- 有感冒、感染症者慎服。
- 肺热咳血者不宜用。
- 素食者若不吃冬虫夏草可以香菇、草菇代替。

冬虫夏草鸡汤　改善肾虚、体虚、气喘

材料：冬虫夏草15克、土鸡半只、生姜3片、米酒10毫升、盐少许

作法：❶以上所有食材加适量的水用电饭锅炖煮。
　　　　❷煮熟后加少许食盐调味，可吃冬虫夏草、鸡肉及喝汤。

功效：1. 改善肾虚阳痿、腰膝酸软。
　　　　2. 改善体虚咳嗽、气喘。

药膳小贴士

1. 冬虫夏草可补肺益肾、止咳平喘。
2. 鸡肉可温中、益气、补精。
3. 素食者可以素鸡代替土鸡。

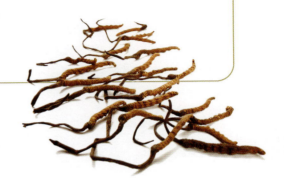

核桃 | 食药两用的止咳良药

- **别　　名** 核桃仁、胡桃仁
- **品种来源** 为核桃科落叶乔木核桃成熟果实的核仁。
- **性　　味** 甘，微寒。
- **一般用量** 10~30克（3钱~1两）。
- **注意事项** 1. 食疗中根据需要食用，补肾固精多连内皮熟用，润肠通便则以去内皮生用为好。
  2. 核桃仁定喘嗽宜连皮用，润肠燥宜去皮用，排结石宜食油炸酥，捣如膏状服用。

选购重点

核桃仁以色黄、个大、饱满、油多者为佳。

哪些症状适合用核桃改善？

1. 具有补肾、固精强腰的功效，可改善肾虚喘促、咳嗽、腰痛脚弱无力、阳痿遗精、小便频数、泌尿系统结石。
2. 具有温肺定喘的功效。
3. 具有润肠通便的功效，可改善便秘。核桃肉富含油脂（约40%~50%），食之能润滑大肠而通利大便，且有滋补作用，故对年老体虚、病后津亏之大便秘结，用之尤宜。
4. 肾虚、肺虚、神经衰弱、气血不足、癌症患者宜多食；尤其适合脑力劳动者。

西医怎么说？

核桃仁含脂肪油，其中主要为亚油酸甘油酯，另含蛋白质、碳水化合物、核黄素、胡萝卜素、维生素E，微量的钙、磷、铁等成分。

1. 有镇咳作用。
2. 能使血清白蛋白增加，而血胆固醇浓度之升高则较慢，它可能影响胆固醇的体内合成及其氧化、排泄。
3. 给犬喂食含核桃油的混合饮食，可使其体重增长很快。

这些人不要吃 核桃

- 因其能滑肠，故大便溏泻者不宜食用。
- 阴虚火旺者，痰热咳嗽，火气大及痰湿重者均不宜服用。

核桃仁粥 —— 变聪明、好记性的小帮手

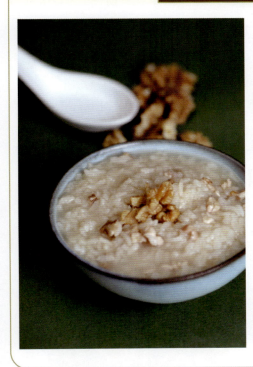

材料：
核桃仁50克、白米1杯、盐少许

作法：
1. 核桃仁捣碎，白米洗净。
2. 核桃仁和白米加6杯水一起煮成粥。
3. 加入食盐调味后可食。

功效：
1. 健脑补肾。
2. 改善失眠健忘。
3. 改善小便余沥不净、小便白浊。
4. 改善虚性便秘。
5. 改善肾虚喘促、咳嗽。

药膳小贴士
核桃仁可以补肾养血、润肺纳气、润肠。

肉桂 ｜ 食药两用的温肾祛寒良药

- **别　　名** 官桂、桂心
- **品种来源** 为樟科常绿乔木植物肉桂（Cinnamomum cassia Presl）的树皮。因剥取部位及品质的不同而加工成多种规格，企边桂、板桂、油板桂、桂通等较常见。
- **性　　味** 辛、甘，热。
- **一般用量**
  1. 1~3克（3分~1钱），宜后下或焗服。
  2. 温中散寒而健胃宜研末冲服，每次1~2克（3~6分）。
- **注意事项** 桂枝与肉桂的比较：桂枝擅长于温经通络；肉桂擅长于温肾祛寒。

选购重点

1. 肉桂干以两侧略内卷呈浅槽状、外表细致、皮厚体重、不破碎、油性大、香气浓、甜味浓而微辛、嚼之渣少者为佳。
2. 南玉桂为植物大叶清化桂的干皮和枝皮，药材性状与肉桂相似，嚼之特别清香、化渣，一般认为品质较好。

哪些症状适合用肉桂改善？

1. 具有温肾助阳，引火归原的功效，可改善肾阳不足、畏寒肢冷、腰膝酸软、阳痿遗精、子宫寒冷不孕、小便不利或频尿、遗尿、短气喘促、浮肿尿少、胃脘腹部冷痛、食欲不振、腹泻；命门火衰，火不归原、上热下寒、面赤足冷、头晕耳鸣、口舌糜烂。
2. 具有散寒止痛、温经通脉的功效，可改善虚寒腰痛、寒湿筋骨酸痛、痛经、经闭（月经不行）、产后瘀滞腹痛、皮肤痈疮脓成但不溃破，或溃后伤口不收敛。

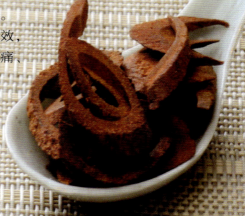

西医怎么说？

> **这些人不要吃** 肉桂
> • 阴虚火旺、有实热、出血症状及孕妇慎服。

肉桂含挥发油，称桂皮油或肉桂油，主要有桂皮醛、乙酸桂皮酯、乙酸苯丙酯等成分。

1. 桂皮油可引起子宫充血。
2. 桂皮油对革兰氏阳性及阴性菌有抑制作用。
3. 桂皮油、桂皮醛、肉桂酸钠具镇静、镇痛、解热、抗惊厥作用。
4. 桂皮油对胃黏膜有缓和的刺激作用，并通过刺激嗅觉反射性地促进胃机能，能促进肠运动，使消化道分泌增加、增强消化机能、排除消化道积气、缓解胃肠痉挛性疼痛。
5. 桂皮的乙醚、醇及水浸出液对多种致病性真菌有一定的抑制作用。
6. 在体外，其甲醇提取物及桂皮醛有抗血小板凝集、抗凝血作用。
7. 有扩张血管、促进血液循环、增加冠状动脉及脑血流量、使血管阻力下降等作用。

肉桂糖水　改善胃冷痛、风湿性疼痛

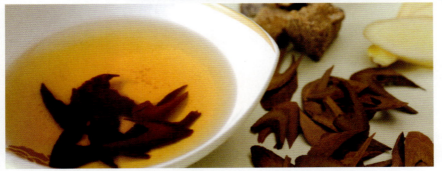

材料：肉桂3克、生姜5片、红糖（或黑糖）适量、水500~1000毫升

作法：肉桂和生姜加水煮20分钟，加入红糖调味后即可饮用。

功效：
1. 改善胃脘冷痛，即症见胃脘痛、胃冷感、口水淡、喜温饮。
2. 改善风湿性酸痛。

药膳小贴士
1. 肉桂可补肾补阳、祛寒止痛，对身体有温暖的作用。
2. 红糖性味甘温，可补气、温胃、活血。

茴香 | 食药两用的温中良药

别　　名 小茴香、大茴香、八角茴香

品种来源 小茴香为伞形科多年生草本植物茴香（Foeniculum vulgare Mill.）的成熟果实。八角茴香为木兰科植物八角茴香（Illicium verum Hook. f.）的果实。

性　　味 辛，温。

一般用量 3~6克（1~2钱）。

注意事项 八角茴香为木兰科常绿小乔木八角茴香（Illicium verum Hook.f.）的成熟果实。又名大茴香、八角。其性味功效与小茴香相似，但是功力较弱，主要用来当作食物调味品，用法用量与小茴香同。

选购重点

小茴香以颗粒均匀饱满、色清黄、新鲜、香气足、无虫蛀、无杂质者为佳。

哪些症状适合用茴香改善？

1. 具有温肾暖肝、散寒止痛的功效，可改善少腹冷痛、痛经。
2. 具有理气和中的功效，可改善脘腹胀痛、呕吐、食欲不振。
3. 茴香主要作用为健胃，能减少肠胃胀气。

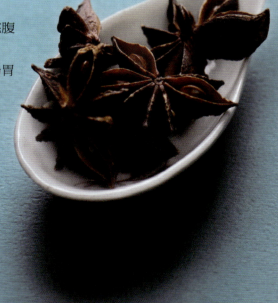

西医怎么说？

茴香含挥发油，油中主要成分为茴香醚、小茴香酮等成分。

茴香油能增强胃肠运动，在腹气胀之时，能帮助气体排出，减轻疼痛，可作驱风剂。

肉桂茴香卤猪肉　胃暖暖，不冷也不痛

材料：肉桂3克、小茴香3克、猪肉1斤、酱油适量、米酒10毫升、蒜头5粒

作法：
❶ 猪肉切小块，蒜头去外皮打碎。
❷ 所有食材加酱油、米酒及少量水炖煮。
❸ 炖熟烂后即可将猪肉配饭吃。

功效：
1. 改善胃冷痛。
2. 增加食欲。

药膳小贴士

1. 小茴香及肉桂除了可以当调味香料使用之外，它们都具有祛寒止痛、行气健脾的作用。
2. 素食者可以素肉代替猪肉；蒜头亦可不用。

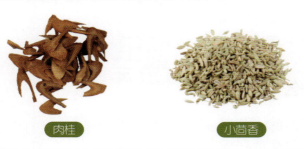

肉桂　　　　　　小茴香

巴戟天 | 让男人硬起来

品种来源 为茜草科多年生藤本植物巴戟天（Morinda officinalis How.）的根。
性　　味 甘、辛，微温。
一般用量 10~15克（3~5钱）。
注意事项 作用和淫羊藿相似，但力道较缓。

选购重点

以大小均匀、外皮红润、肉肥壮、紫色、甜润者为佳。

哪些症状适合用巴戟天改善？

1. 具有补肾阳、强筋骨的功效，可改善肾虚阳痿、遗精滑泄、少腹冷痛、遗尿、尿失禁、子宫寒冷不孕。
2. 具有祛风湿的功效，可改善腰膝酸痛、筋骨酸痛、风湿脚气。
3. 适宜身体虚弱、体力差、免疫力低下、易生病者。
4. 主要用在治疗肾阳亏损的阳痿、腰痛。

西医怎么说？

巴戟天根皮含植物甾醇，根含蒽醌、黄酮类化合物、维生素C、糖类等成分。
1. 有类皮质激素样的作用。
2. 有降低血压的作用。
3. 巴戟天水煎液能显著增加小鼠体重、延长游泳时间，抑制幼年小鼠胸腺萎缩，升高血中白血球数目。

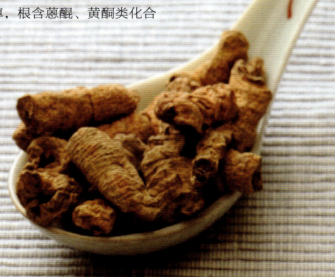

骨碎补 | 强健筋骨的常用药

品种来源 为水龙骨科多年生附生蕨类植物槲蕨或中华槲蕨的根茎。
性　　味 苦，温。
一般用量 3~10克（1~3钱）。

选购重点
骨碎补以身干、条宽长、棕色、毛少者为佳。

哪些症状适合用骨碎补改善？

1. 具有补肾强腰、活血止痛的功效，可改善肾虚腰痛、足膝痿弱、风湿性筋骨酸痛、耳鸣耳聋、肾虚牙痛、久泄（长期腹泻）、遗尿。
2. 具有续筋接骨的功效，可改善筋伤骨折。

西医怎么说？

　　骨碎补含橙皮甙、骨碎补双氢黄酮甙、骨碎补酸等成分。
1. 能促进骨对钙的吸收，并提高血钙和血磷的浓度，有利于骨折的愈合。
2. 可改善软骨细胞的功能。

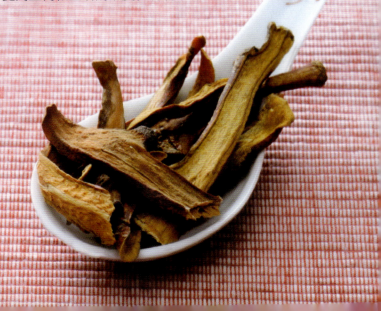

巴戟天酒 改善性功能障碍、腰酸脚软

材料：巴戟天30克、怀牛膝30克、米酒（白酒、高粱酒）600毫升

作法：巴戟天和怀牛膝用米酒浸泡，7天后即可饮用，每次饮用20毫升。

功效：改善性功能障碍，腰酸脚软。

这些人不要吃

- 巴戟天较温补，所以火旺泄精（性欲亢进）、阴虚体质、小便不利（排尿不顺）、口舌干燥者皆禁用。

药膳小贴士

1. 此为补肾药酒，凡火气大、易口干、便秘者不宜饮用。
2. 高血压患者须慎用。

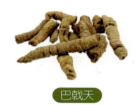
巴戟天

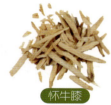
怀牛膝

骨碎补排骨汤 强壮你的筋骨

材料：骨碎补10克、续断10克、炒杜仲10克、排骨6~8小块、盐少许

作法：所有食材加入适量的水共煮成汤，最后加入食盐调味后即可食用。

功效：补肾强筋壮骨，改善腰酸、膝无力。

这些人不要吃

- 阴虚内热者禁服。
- 一般的牙痛（蛀牙）而非肾虚牙痛者，不适合食用骨碎补。

药膳小贴士

骨碎补、续断、杜仲皆是补肾、强腰膝、壮筋骨的中药，合起来使用对于腰膝酸痛的改善很有帮助。

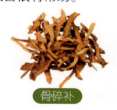
骨碎补

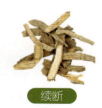
续断

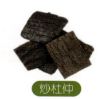
炒杜仲

补脾药

茯苓、薏苡仁、陈皮、神曲
干姜、莲子、谷芽、芡实

补气兼补脾：山药、党参、白术、红枣、甘草

主要功效：帮助消化，改善肠胃功能
适合体质：脾虚体质

茯苓 | 改善水肿的药材

品种来源 为多孔菌科真菌茯苓（Poria cocos【Schw.】 Wolf）的菌核。多寄生于松科植物赤松或马尾松等树根上。

附药说明
1. **茯苓皮**：为茯苓菌核的黑色外皮。性味同茯苓，功专行皮肤水湿。多用于皮肤水肿，用量15~30克。
2. **茯神**：为茯苓菌核生长中天然抱有松根者。性味同茯苓。有宁心安神之功，专用于心神不安、惊悸、健忘等。用量同茯苓。

选购重点

1. 茯苓菌核呈类球形卵状椭圆不规则形。
2. 以体重坚实、外皮色呈棕褐、皮纹细、无裂隙、断面白色细腻、黏牙力强者比较好。

哪些症状适合用茯苓改善？

1. 具有利水渗湿的功效，可改善小便不利、水肿胀满、痰饮咳嗽。
2. 具有健脾补中的功效，可改善食欲不振、胃脘闷胀、呕吐、腹泻。
3. 具有宁心安神的功效，可改善心悸不安、失眠健忘、遗精白浊。
4. 适宜小便不利、脾虚食欲不振、大便腹泻、水肿涨满、癌症、肝病、糖尿病患者。

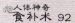

西医怎么说？

茯苓含茯苓聚糖、茯苓酸、蛋白质、脂肪、卵磷脂、胆碱、组胺酸、麦角甾醇等成分。

1. 具利尿作用，能增加尿中钾、钠、氯等电解质的排出。
2. 有镇静的作用。
3. 有降低血糖的作用。

这些人不要吃 茯苓

- 阴虚、无湿热、气虚下陷者慎服。

茯苓粥　改善食欲不振、慢性腹泻

材料： 白茯苓6克、白术10克、白米1杯、水7~8杯

作法：
① 白茯苓和白术加7~8杯水煮20分钟，过滤去除药渣。
② 白米洗净后加入药汁煮成粥后即可食用。

功效：
1. 改善脾胃虚弱、食欲不振。
2. 改善慢性腹泻。

药膳小贴士

1. 白茯苓可健脾和胃，利水渗湿。
2. 白术可补脾利湿。白术和茯苓搭配使用可加强健脾利湿的功效。

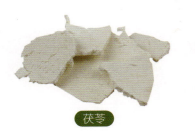
茯苓

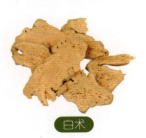
白术

薏苡仁 | 美白抗痘的利水良药

别　　名 薏仁、苡仁、苡米

品种来源 为禾本科多年生草本植物薏苡（Coix lacryma-jobi L. var. mayuen【Roman.】Stapf）的成熟种仁。

性　　味 甘、淡，微寒。

一般用量 10~30克（3钱~1两）。

注意事项 薏苡仁清利湿热宜生用，健脾止泻宜炒用。本品力缓，用量宜大。除入汤剂、丸散外，亦可作粥食用，为食疗佳品。

选购重点

薏苡仁以粒大、饱满、色白、完整、似糯米者为佳。

哪些症状适合用薏苡仁改善？

1. 具有利湿除痹的功效，可改善筋脉拘挛、屈伸不利、水肿、脚气。
2. 具有清热排脓的功效。
3. 具有清利湿热之功效，可改善小便浑浊、妇女白带。
4. 适宜各种癌症患者、关节炎、急慢性肾炎水肿、癌性腹水、面浮肢肿、脚气病浮肿者、疣赘、美容者、青年性扁平疣、寻常性赘疣、传染性软疣、青年粉刺青春痘以及其他皮肤粗糙者，适宜肺脓疡、支气管扩张症食用。

西医怎么说？

薏苡仁主要含薏苡仁油、薏苡仁酯、脂肪油、氨基酸等成分。

1. 薏苡仁油能阻止或降低横纹肌挛缩作用,对子宫呈兴奋作用。
2. 脂肪油能使血清钙、血糖量下降,并有解热、镇静、镇痛作用。
3. 薏苡仁煎剂对癌细胞有一定抑制作用。

这些人不要吃薏苡仁

- 据前人经验,妇女怀孕早期忌食;另外汗少、便秘者不宜食用。

绿豆薏仁汤　消除炎炎夏日的暑气

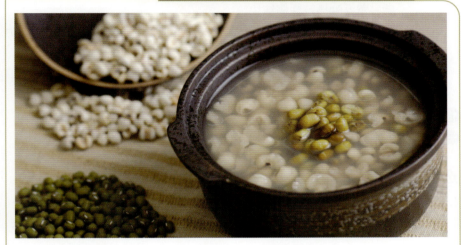

材料: 绿豆1杯、薏苡仁1杯、白糖适量、水适量

作法:
① 薏苡仁洗净浸水2小时,绿豆洗净备用。
② 先煮薏仁,薏仁加水用电饭锅煮,外锅放半杯水。
③ 再放入绿豆续煮,外锅放半杯水。
④ 最后加入白糖调味后,即可喝汤吃绿豆和薏仁。

功效:
1. 清暑热,消除夏天的暑气,亦可解口渴。
2. 清热排脓,改善皮肤青春痘、湿疹。

药膳小贴士
1. 绿豆可清热解毒、清暑、利水。
2. 薏仁可健脾利湿、清热排脓。

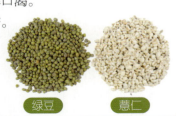

绿豆　薏仁

陈皮 | 芳香健胃的行气药

别　　名 广陈皮、广柑皮

品种来源 为芸香科常绿小乔木植物橘【Citrus reticulata Blanco】及其栽培变种的成熟果皮。

附药说明 1. **橘核**：为橘的种子。性味苦平。功能理气散结止痛。用于疝气痛、睾丸肿痛及乳房结块等。
2. **橘络**：为橘的中果皮及内果皮之间的纤维束群。性味甘苦平。功能行气通络、化痰止咳，用于痰滞经络之胸痛、咳嗽。
3. **橘叶**：为橘树的叶。性味辛苦平。功能疏肝行气、散结消肿。用于胁肋作痛、乳痈、乳房结块等。

性　　味 甘，微温。

一般用量 3~10克（1~3钱）。

选购重点

1. 陈皮果皮常剥成数瓣，基部相连或呈不规则碎片。
2. 以片大、色鲜、油润、质软、香气浓、味甜苦辛者为佳。

哪些症状适合用陈皮改善？

1. 具有理气和中的功效，可改善脾胃不和、脘腹胀痛、不思饮食、呕吐呃逆气上逆。
2. 具有燥湿化痰的功效，可改善痰湿阻肺、咳嗽痰多、胸膈部满闷感、头目眩晕。
3. 具有利水通便的功效，可改善水肿、小便不利、便秘。
4. 可解鱼蟹毒、酒毒。

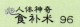

5. 适宜脾胃气滞、脘腹胀满、消化不良、食欲不振、咳嗽多痰之人食用；也适宜预防高血压、心肌梗死、脂肪肝之人食用。

> **这些人不要吃 陈皮**
>
> - 气虚体燥、阴虚燥咳、吐血及内有实热（易上火）者慎服。

西医怎么说？

陈皮含挥发油、黄酮甙（如橙皮甙）、川皮酮及维生素B_1、C等成分。

1. 煎剂对家兔及小白鼠离体肠管、麻醉兔、犬胃及肠运动、小鼠离体子宫均有抑制作用。
2. 对麻醉兔的在体子宫则呈强直性收缩。
3. 小量煎剂可增强心脏收缩力，使心输出量增加；大剂量时可抑制心脏。
4. 橘皮所含橙皮甙有维生素P样作用，可降低毛细血管的通透性、防止微细血管出血。
5. 能拮抗组织胺、溶血卵磷脂引起的血管通透性增加。
6. 能增强纤维蛋白溶解、抗血栓形成。
7. 鲜橘皮煎剂有扩张气管的作用。
8. 有利胆（帮助胆汁排出）的作用。

陈皮皮蛋瘦肉粥　　改善肠胃胀气

材料：陈皮6克、皮蛋1颗、瘦肉50克、葱1根、白米1杯、食用油少许、盐少许

作法：
❶ 白米煮成白饭。皮蛋切块，瘦肉切丝，葱切段。
❷ 炒菜锅内放入少许食用油，加入瘦肉和葱段炒一炒。
❸ 汤锅加入适量的水煮沸后，加入陈皮煮2分钟，再加入白饭、皮蛋、瘦肉丝和葱共煮成粥。
❹ 最后加入食盐调味后即可食用。

功效：
1. 改善肠胃胀气、打嗝、嗳气。
2. 改善食欲不振、消化不良。

药膳小贴士
1. 陈皮可健脾行气、降逆止呕，为调理肠胃胀气的良药。
2. 素食者可以素肉代替瘦肉。

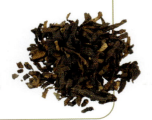

补脾药
陈皮

神曲 | 改善消化不良

品种来源 为面粉和其他药物混合后经发酵而成的加工品。其制法是以面粉或麸皮与杏仁泥、赤小豆粉,以及鲜青蒿、鲜苍耳、鲜辣蓼自然汁,混合拌匀,使干湿适宜,做成小块,放入筐内,覆以麻叶或楮叶,保温发酵一周,长出黄菌丝时取出,切成小块,晒干即成。

性　　味 甘、辛,温。

一般用量 6~15克(2~5钱)。

注意事项 消食之力较强而健胃和中,适于各种食积不易消化之症。

选购重点

1. 神曲呈方形或长方形块状,外表土黄色,粗糙、质硬脆、易断。断面不平坦,类白色,可见未被粉碎的褐色残渣及发酵后的空隙,具陈腐气、味苦。
2. 以身干、陈久、无虫蛀、杂质少者为佳。

哪些症状适合用神曲改善?

1. 消食化积,健脾和胃,可改善胃脘胀闷、消化不良、腹泻。
2. 消食解表,可改善感冒食滞。
3. 对一般的脾胃不和、伤食积滞、小儿疳积也有疗效。

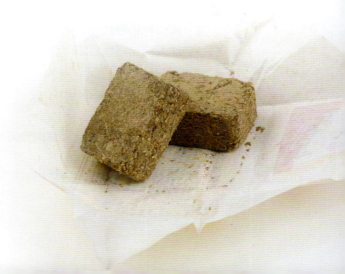

西医怎么说？

神曲含酵母菌、酶类、B族维生素、麦角固醇、挥发油等成分。

有促进消化、增进食欲的作用。

这些人不要吃 神曲

- 胃火旺盛者慎服。
- 胃酸过多者，用神曲后有泛酸、嗳气的倾向，故不宜食用。

神曲消食饮　让食物快快消化

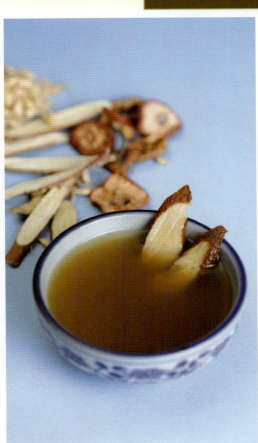

材料：
神曲10克、山楂10克、麦芽10克、生甘草3克、水约1000毫升

作法：
神曲、山楂、麦芽和生甘草加约1000毫升的水煮20分钟，煮好后即可饮用。

功效：
改善饮食积滞、消化不良。

药膳小贴士
神曲、山楂和麦芽都可消食积，可改善肠胃积滞，腹胀消化不良。

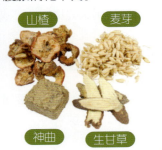

山楂　麦芽　神曲　生甘草

干姜 | 促进血液循环

- **别　　名** 炮姜、黑姜、煨姜
- **品种来源** 为姜的干燥老根炮制品，以干姜砂烫至鼓起，表面棕褐色，或炒炭至外表色黑，内呈棕褐色入药。
- **性　　味** 苦、涩，温。
- **一般用量** 3~6克（1~2钱）。
- **注意事项** 炮姜未成炭者偏于温中散寒，主要用于虚寒腹痛腹泻，炮姜炭则专于温经止血，宜于血证。

选购重点

1. 干姜根茎呈不规则扁平块状，具指状分枝，气香特异，味辛辣。
2. 以质地坚实、断面色黄白、粉性足、气味浓者为佳。

哪些症状适合用干姜改善？

1. 具有温中散寒的功效，可改善脘腹冷痛、呕吐泻痢；促进血液循环，服后肠胃有温暖感，即所谓"温中散寒"。
2. 具有回阳通脉的功效，可改善四肢厥逆冰冷、寒湿筋骨酸痛。
3. 具有健肺化饮的功效，可改善寒饮喘促、咳嗽。

西医怎么说？

干姜含挥发油。主要成分为姜烯、姜醇、芳樟醇、姜辣素等。

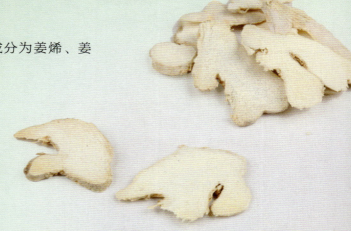

1. 姜的乙醇提取液能直接兴奋心脏，对血管运动中枢有兴奋作用，可使血压上升。
2. 干姜有镇呕、驱风健胃作用。
3. 有镇静、镇痛的作用。
4. 有止咳的作用。

> **这些人不要吃**
> - 阴虚内热而咽喉疼痛或多汗者不宜用，出血症者禁服。
> - 孕妇慎用。

干姜粥　改善虚寒性胃痛、腹痛

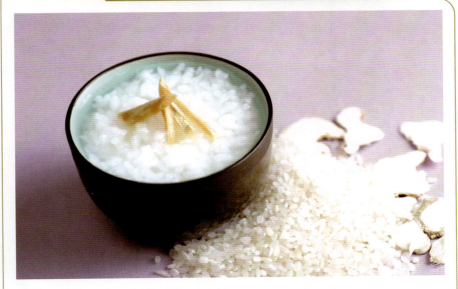

材料：干姜10克、白米1杯、水6杯
作法：干姜和白米加水煮成粥后即可食用。
功效：改善虚寒性胃痛及腹痛，即症见胃痛或腹痛、痛喜按、喜温饮、呕吐清水。

药膳小贴士
干姜有温中逐寒的作用，可温暖肠胃，亦可温暖四肢。

莲子 | 提高人体免疫力

别　　名 莲肉、莲实、甜石莲

品种来源 为睡莲科多年生水生草本植物莲（Nelumbo nucifera Gaertn.）的成熟种子。

附药说明
1. **莲须**：为莲花中的雄蕊。味甘、涩，性平。功能固肾涩精。主治遗精、滑精、白带、频尿。
2. **莲房**：为莲的成熟花托。味苦、涩，性温。功能止血化瘀。主治崩漏（月经异常出血）、尿血、痔疮出血、产后恶露不尽。炒炭用。
3. **莲子心**：莲子中的青嫩胚芽。味苦，性寒。功能清心安神，交通心肾，涩精止血。主治神昏谵语，失眠遗精，血热吐血。
4. **荷叶**：为莲的叶片。味苦、涩，性平。功能清暑利湿，升阳止血。主治暑热病证、脾虚泄泻和多种出血证。
5. **荷梗**：为莲的叶柄及花柄。味苦,性平。功能通气宽胸，和胃安胎。主治外感暑湿、胸闷不畅、妊娠呕吐、胎动不安（先兆性流产）。

性　　味 辛，温。

一般用量 10~15克（3~5钱），去心打碎用。

注意事项 莲子心有显著的强心作用，能扩张周边血管，降低血压；其祛心火之效极佳，能治疗口舌生疮，并帮助睡眠。

选购重点

1. 本品略呈椭圆形或类球形，具绿色莲子心。
2. 以个大饱满，整齐者为佳。

哪些症状适合用莲子改善?

1. 具有补脾止泻的功效，可改善脾虚久泻、久痢、胃虚不欲饮食。
2. 具有益肾涩精的功效，可改善遗精妇女白带、腰痛脚弱无力、耳目不聪、小便浑浊。

3. 具有养心安神的功效,可改善心悸、失眠、夜眠多梦、健忘、心烦口渴。
4. 一般人群均可食用,适宜体质虚弱、心慌、失眠多梦、遗精者食用;适宜脾气虚、慢性腹泻之人食用;适宜癌症病人及放疗化疗后食用;适宜妇女脾肾亏虚的白带过多之人食用。

> **这些人不要吃**
> - 平素大便干结难解,或腹部胀满之人忌食。

西医怎么说?

含淀粉、蛋白质、脂肪、碳水化合物、棉子糖、钙、磷、铁等成分,有收敛,镇静和轻微滋养的作用。

山药莲子鸡汤　增进食欲、改善肠胃

材料:新鲜山药半斤、莲子15克、党参10克、白术10克、茯苓10克、炙甘草3克、生姜3片、红枣5枚、土鸡肉1只或素鸡适量、盐少许

作法:
❶ 鸡肉切小块。莲子先浸水2小时。山药切块。
❷ 以上食材加适量的水用电饭锅煮成鸡汤后即可食用。

功效:补气,增进食欲,改善肠胃功能。

药膳小贴士

1. 党参、白术、茯苓、甘草这四味中药合起来是"四君子汤",主要用来补脾气、改善肠胃功能。
2. 莲子可养心补脾,可用于脾胃虚弱导致的腹泻、妇女白带,亦可用于改善失眠、健忘。

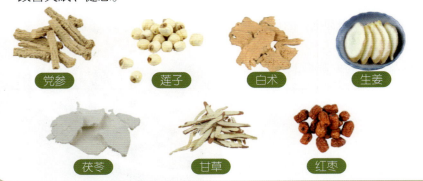

谷芽 | 健胃的首选良药

- **别　　名** 谷芽
- **品种来源** 为禾本科一年生草本植物稻（Oryza sativa L.）的成熟果实，经发芽干燥而成。
- **性　　味** 甘，平。
- **一般用量** 10~15克（3~5钱），大剂量30克（1两）。
- **注意事项** 作用和麦芽相似，可与麦芽一同使用。

选购重点

谷芽以身干、粒饱满、大小均匀、有芽、色黄、无杂质、无虫蛀、无发霉者为比较好。

哪些症状适合用谷芽改善？

谷芽具有消食健胃之功效，可改善米、面、薯、芋的食滞及食欲不振。

西医怎么说？

谷芽含淀粉酶、维生素B及淀粉、蛋白质等成分。

1. 有促进消化、增进饮食的作用。
2. 谷芽酶含量较麦芽低，消化淀粉之力不及麦芽。
3. 煎煮及炒谷芽会降低其消食效力，可研成细粉直接冲服。

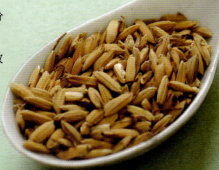

谷芽消食粉 帮助消化、改善胀气

材料：谷芽30克、麦芽30克

作法：
1. 谷芽和麦芽炒黄（不可炒焦）研粉。亦可直接至中药店或五谷店买炒谷芽粉和炒麦芽粉。
2. 每次小儿取用3克消食粉，加入热开水冲泡搅拌均匀，可加入白糖调味，饮用。亦可将消食粉加入热牛奶中搅拌均匀饮用。
3. 大人取用的量可大一些，10~20克皆可。

功效：改善消化不良、食积不化、脘腹胀满。

药膳小贴士
谷芽、麦芽皆可帮助消化。

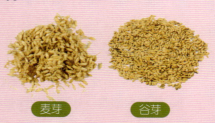
麦芽　　谷芽

芡实 ｜ 营养滋补，好消化吸收

- **品种来源** 为睡莲科一年生水生草本植物芡（Euryale ferox Salisb.）的成熟种仁。
- **性　　味** 甘、涩，平。
- **一般用量** 10~15克（3~5钱）。
- **注意事项** 芡实的作用力较缓，可长期食用。

选购重点
芡实以颗粒饱满均匀、粉性足、无碎末及皮壳者为佳。

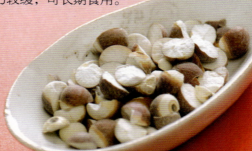

哪些症状适合用芡实改善?

1. 具固肾涩精之效，可改善腰膝酸痛、遗精、小便浑浊、妇女白带、小便不禁。
2. 具有补脾止泻、利湿健中的功效，可改善腹泻。
3. 适用于脾胃虚弱引起的经常性腹泻。
4. 有收敛、滋养、强壮的作用。
5. 一般人群均可食用，适宜白带多、肾虚腰脊背酸的妇女、体虚尿多的儿童、小便频数的老人、遗精早泻者、慢性腹泻者、慢性肠炎者。

西医怎么说?

芡实主含淀粉、蛋白质、脂肪、碳水化合物、钙、磷、铁、硫胺素、核黄素、尼古酸、抗坏血酸等。作为收敛性强壮药，用途类似莲子和山药。

芡实猪肚汤 告别纸片人、白带多

材料： 芡实15克、莲子15克、茯苓10克、淮山药15克、猪肚1个、米酒10毫升、姜3片、盐少许

作法：
1. 猪肚切薄片。
2. 以上食材加适量的水用电饭锅炖煮。
3. 炖熟烂后加食盐调味即可食用，所有食材皆可食用，汤亦美味好喝。

功效：
1. 改善食欲不振、腹胀、腹泻、消瘦。
2. 改善妇女白带量多。

这些人不要吃 芡实

● 芡实有较强的收涩作用，所以便秘、尿黄赤者及妇女产后皆不宜食用。

药膳小贴士

1. 芡实、莲子常搭配使用，有健脾固涩之效，便秘者不宜多食。
2. 素食者可以蒟蒻代替猪肚。

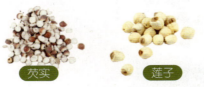
芡实　　莲子

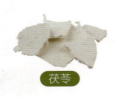
茯苓

淮山药

补肾药

牛膝、淫羊藿、肉苁蓉、杜仲、续断

补血兼补肾：何首乌
滋阴兼补肾：枸杞子、桑葚、黑豆、龟甲
补阳兼补肾：巴戟天、菟丝子、补骨脂、骨碎补、冬虫夏草、核桃仁、肉桂

主要功效：强壮筋骨，改善生殖系统
适合体质：肾虚体质

牛膝 | 改善痛经的好帮手

- **别　　名** 怀牛膝、川牛膝
- **品种来源** 为苋科多年生草本植物怀牛膝（Achyranthes bidentata Bl.）和川牛膝（Cyathula officinalis Kuan）的根。
- **性　　味** 苦、甘、酸，平。
- **一般用量** 6~15克（2~5钱）。
- **注意事项** 1. 牛膝有怀牛膝和川牛膝之分，两者功效基本相同，但怀牛膝偏于补肝肾强筋骨，川牛膝偏于活血祛瘀。
  2. 牛膝活血通经、利水通淋，引火下行宜生用；补肝肾强筋骨则宜酒炙用。

选购重点

1. 牛膝呈细长圆柱形，有的稍弯曲，上端稍粗。
2. 以根长、肉肥、皮细、黄白色者为佳。

哪些症状适合用牛膝改善？

1. 具有活血祛瘀的功效，可改善月经不行、痛经、产后血瘀腹痛、跌打损伤。
2. 具有补肝肾、强筋骨的功效，可改善腰膝酸痛、筋骨痿弱、脚气肿胀。
3. 具有引血下行的功效，可改善吐血、衄血、头痛、牙痛、咽喉肿痛。
4. 具有利尿通淋的功效，可改善泌尿系统感染以及泌尿系统结石。

西医怎么说？

牛膝属及川牛膝属各种植物均含昆虫变态激素。如牛膝中含促服皮甾酮、牛膝甾酮等成分。

1. 牛膝醇浸液对火鼠甲醛性关节炎有比较明显的抑制作用。
2. 牛膝提取的皂甙对大鼠蛋清性关节炎，有促进炎性肿胀消退的作用。
3. 对子宫的作用，因动物种类不同及是否怀孕而异，对家兔已孕及未孕子宫及小鼠子宫均显兴奋作用；对猫子宫未孕者抑制，已孕者有兴奋作用。
4. 有降压及利尿作用。

这些人不要吃 牛膝

- 因牛膝性滑，故中气下陷，脾虚腹泻，梦遗滑精，月经过多及孕妇都要慎服。

牛膝强腰汤　改善腰酸背痛的老毛病

材料：杜仲10克、续断6克、怀牛膝10克、桑寄生12克、独活6克、熟地黄15克、秦艽10克、当归6克、生甘草3克、羊胫骨1根（或猪脊骨1段）、酒10毫升、盐少许

作法：
❶ 羊胫骨一根捣碎。
❷ 以上食材共炖煮成汤，加盐调味后即可饮用。

功效：改善腰酸背痛、腰膝无力。

药膳小贴士

1. 牛膝补益肝肾，可改善肾虚腰痛，与其他补肾药搭配使用效果较佳。
2. 牛膝性滑，故腹泻者及孕妇不宜使用。
3. 素食者可以素羊肉或素肉代替羊胫骨或猪脊骨。

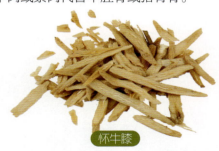
怀牛膝

淫羊藿 | 壮阳抗衰老

- **别　　名** 仙灵脾、洋藿
- **品种来源** 为小檗科多年生直立草本植物淫羊藿（Epimedium brevicornum Maxim.）、箭叶淫羊藿（E. sagittatum Maxim.）、柔毛淫羊藿（E. pubescens Maxim.）、巫山淫羊藿（E. wushanense T.S. Ying）或朝鲜淫羊藿（E. koreanum Nakai）的地上部分。
- **性　　味** 辛、甘，温。
- **一般用量** 6~12克（2~4钱）。

选购重点

淫羊藿以无根茎、叶片多、色带绿者为佳。

哪些症状适合用淫羊藿改善？

1. 具有壮肾阳、坚筋骨的功效，可改善阳痿、遗精早泄、精冷不孕、频尿失禁、肾虚喘促与咳嗽、腰膝酸软、筋骨挛急。
2. 具祛风湿的功效，可改善风湿性筋骨酸痛、半身不遂。
3. 适宜阳痿、妇女子宫寒冷不孕、阳虚性高血压、更年期症候群。

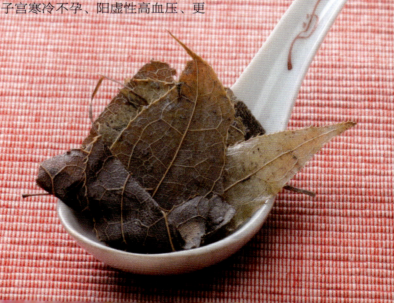

西医怎么说？

淫羊藿主要有效成分为淫羊藿总黄酮、淫羊藿甙及多糖等成分。

1. 能促进阳虚动物的核酸、蛋白质合成，并具有雄性激素样作用，能提高机体免疫功能，特别是对肾虚病人免疫功能低下有改善作用。
2. 能扩张周边血管，改善微循环，增加血流量，降低周边阻力，增加冠状动脉流量，对脊髓灰质炎病毒及其他肠道病毒有抑制作用。
3. 具有抗缺氧、镇静、抗惊厥的作用。
4. 具有镇咳、祛痰的作用。

这些人不要吃 淫羊藿

- 因为淫洋藿较燥烈，阴虚火旺，阳强易举者禁服，否则会出现头晕、呕吐、口干、口渴、流鼻血等反应。

淫羊藿鸡血藤酒　改善腰酸腿痛

材料：淫羊藿30克、巴戟天30克、鸡血藤30克、米酒（或高粱酒）1200毫升、冰糖60克

作法：
1. 以上材料混合浸泡，浸泡7天后即可饮用。
2. 每次饮用约20毫升。

功效：改善肾虚腰痛、风湿性腰腿痛。

药膳小贴士
1. 淫羊藿、巴戟天皆可补肾、强筋骨。
2. 鸡血藤可活血祛风而通络止痛。

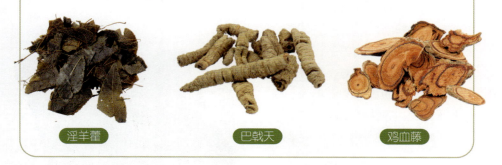

淫羊藿　　巴戟天　　鸡血藤

肉苁蓉 | 补而不燥、滋而不腻

品种来源 为列当科一年生寄生草本植物肉苁蓉（Cistanche deserticola Y. C. Ma）带鳞叶的肉质茎。

性　　味 甘、咸，温。

一般用量 10~15克（3~5钱）；便秘常用12~18克（4~6钱）。

注意事项
1. 一般补阳药多燥热，肉苁蓉补而不燥、滋而不腻，其力和缓但有疗效，故有"从容"之称。
2. 对于治疗肾虚，肉苁蓉补阳、滋阴都有一定的作用。

选购重点

1. 肉苁蓉肉质茎呈长扁圆柱形。
2. 以条粗壮、密生鳞叶、质柔润者为佳。

哪些症状适合用肉苁蓉改善？

1. 具有补肾阳、益精血的功效，可改善肾阳虚衰、精血亏损、阳痿、遗精、腰膝冷痛、耳鸣目花、白带、频尿、月经不调、月经异常出血、不孕。
2. 具有润肠通便的功效，可改善便秘。对老年人的虚性便秘很有帮助。
3. 适宜性功能衰退的男子；月经不调、不孕、四肢不温、腰膝酸痛的女性；体质虚弱的老年人、高血压患者、虚性便秘者。

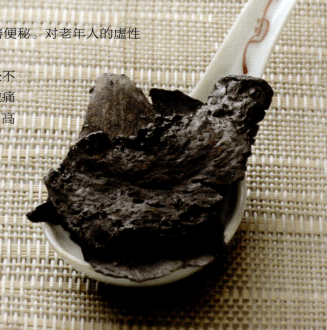

西医怎么说?

肉苁蓉含微量生物碱及结晶性中性物质等成分。

1. 肉苁蓉水浸液对实验动物有降低血压的作用。
2. 有抗家兔动脉粥样硬化的作用。
3. 能促进小鼠唾液分泌。
4. 有一定程度的抗衰老作用。
5. 研究发现肉苁蓉含通便有效物质无机盐类,以及亲水性胶质类多糖,能显著提高小鼠小肠推进度,缩短通便时间,同时对大肠的水分吸收有明显抑制作用。

这些人不要吃 肉苁蓉

- 阴虚火旺、脾胃虚弱腹泻、实热引起的便秘者禁服。
- 肉苁蓉比较适合使用在虚性便秘,即年老体弱无力排便者。

肉苁蓉羊肉粥　性功能没有障碍

材料:肉苁蓉15克、羊肉60~100克、白米1杯、盐少许

作法:
❶ 羊肉切薄片或切丝。
❷ 肉苁蓉、羊肉与白米加7~8杯水用电饭锅共煮成粥。
❸ 煮熟后加少许食盐调味即可食用。

功效:改善肾虚腰痛及性功能障碍。

药膳小贴士

1. 羊肉可益气补虚、温中暖下。
2. 素食者可以素羊肉代替羊肉。

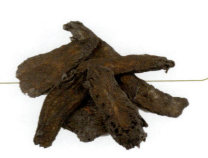

杜仲 | 止腰膝痛还能降血压

品种来源 为杜仲科落叶乔木植物杜仲(Eucommia ulmoides Oliv.)的树皮。
性　　味 甘，温。
一般用量 10~15克（3~5钱）。
注意事项 炒用疗效较生用为佳。

选购重点

1. 杜仲药材呈板片状或两边稍向内卷，大小不一。
2. 以皮厚而大，粗皮刮净，内表面暗紫色，断面银白橡胶丝多而长者为佳。
3. 市面上有将杜仲涂上黑色素增加重量的情形要特别注意，所以不必选特别黑的杜仲。

哪些症状适合用杜仲改善？

1. 具有补肝肾、强筋骨的功效，可改善腰膝酸痛、阳痿、遗精、频尿、小便余沥（尿不干净）、阳亢眩晕、风湿性筋骨酸痛、妇女外阴部湿痒。
2. 具有安胎的功效，可改善先兆性流产。
3. 适宜虚性高血压患者、习惯性流产妇女、小儿麻痹后遗症患者、肾气不足者。
4. 治疗腰痛，尤其肾虚腰痛，杜仲常不可少。

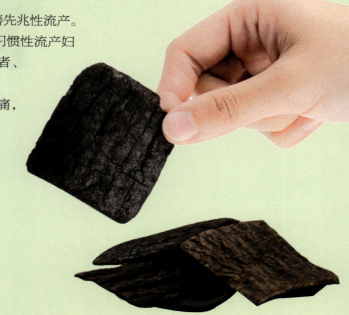

西医怎么说？

杜仲含杜仲胶、杜仲甙、松脂醇二葡萄糖甙、鞣质、黄酮类化合物等成分。

1. 杜仲有较好的降压作用，并能减少胆固醇的吸收。其降压作用，炒杜仲大于生杜仲，炒杜仲煎剂比酊剂好。但重复给药，易产生耐受性。
2. 杜仲煎剂对家兔离体心脏有明显加强作用。
3. 能使离体子宫自主收缩减弱，并拮抗子宫收缩剂（乙酰胆碱、垂体后叶素）的作用而解痉。
4. 有增强动物肾上腺皮质功能，增强机体免疫功能及镇静作用。
5. 对狗和鼠均有利尿作用。
6. 有一定的镇痛作用。

这些人不要吃

- 阴虚火旺者慎服。

杜仲猪蹄汤 —— 下肢无力的人多喝有益

材料：炒杜仲15克、猪蹄1只、盐少许、水适量

作法：
① 炒杜仲和猪蹄加适量水，用电饭锅炖烂。
② 猪蹄炖烂后加少量食盐调味后，即可喝汤吃猪蹄。

功效：
1. 强筋骨、改善腰膝无力。
2. 小儿麻痹后遗症、下肢无力者可食用。

药膳小贴士
1. 猪蹄可补血、通乳，也对下肢肌肉有帮助。
2. 素食者可以黑木耳代替猪蹄。

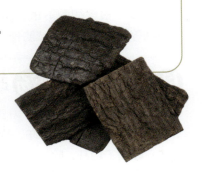

续断 | 损伤折骨的圣药

- **别　　名** 川续断
- **品种来源** 为川续断科多年生草本植物川续断（Dipsacus asperoides C.Y.Cheng et T.M.Ai）的根。
- **性　　味** 苦、甘、辛，微温。
- **一般用量** 3~15克（1~5钱）。
- **注意事项** 主要用于治疗腰腿痛，续断的作用和杜仲、牛膝相似。不过，续断主要用于跌打损伤，杜仲主要用于肾虚腰痛，牛膝可引药下行。

选购重点

续断根呈长圆柱形，略扁，有的微弯曲，以条粗、质软、皮部绿褐色者为佳。

哪些症状适合用续断改善？

1. 具有补肝肾、续筋骨的功效，可改善腰膝酸痛、风湿性筋骨酸痛、跌打创伤、损伤折骨。
2. 具安胎孕、调血脉之效，改善先兆性流产、月经异常出血、遗精、妇女白带。

西医怎么说？

川续断根含胡萝卜甙、β－谷甾醇、三萜皂甙、蔗糖、挥发油等。有补肝肾、续筋骨、活血、安胎的作用。

杜仲续断猪腰汤 改善腰痛、水肿、腰酸无力

材料： 炒杜仲10克、续断10克、腰子（素腰花、核桃、黑豆、黑木耳适量）1对、麻油少许、盐少许、米酒少许、老姜少许

作法：
1. 腰子切开，除去中间白色的部分，切片。老姜切丝。
2. 炒杜仲、续断加入1000毫升的水煮15分钟，滤去药渣。
3. 炒菜锅内入少许麻油，下姜丝炒至深黄褐色，再下腰子炒一炒。
4. 将❷的中药汁倒入腰子中煮汤，下少许米酒，最后加盐调味即可。

6种体质适合的食补

气虚、血虚、阴虚
阳虚、脾虚、肾虚

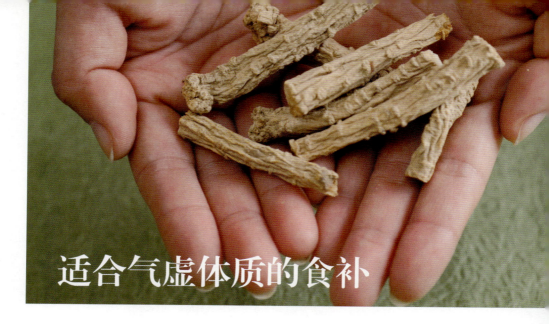

适合气虚体质的食补

如何辨别气虚体质

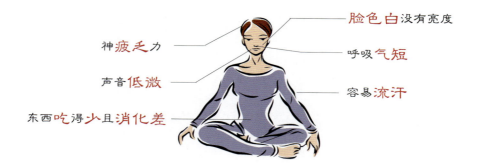

气虚的人建议食用的蔬果

葡萄　补益气血，生津止渴，强筋骨，利小便。

龙眼　补气血，益心脾。

红枣　补益脾胃，养血安神，适用于脾胃虚弱，倦怠乏力，食积便溏及血虚面黄肌瘦。

桃子　生津，润肠，活血，益气。

樱桃　补中益气，祛风除湿。

草莓　润肺生津，健胃和中，益气养血，凉血清热，解酒毒。

释迦　补中益气，清喉润肺。

- **山药** 健脾益气，和胃调中。
- **草菇** 补脾益气，清暑热，追风散寒。
- **蘑菇** 益气开胃。
- **南瓜** 补益中气，但不可一次吃太多，否则易腹胀。
- **芋头** 补气血，补益润燥。
- **熟莲藕** 益气健脾，开胃消食。

气虚蔬果食疗

樱桃汁

【改善缺铁性贫血】

食材：新鲜樱桃50克、白糖25克

作法：将新鲜樱桃加水煎煮过后放入白糖，即可服用。亦可以用市售樱桃汁来取代。

药膳小贴士

樱桃含有铁、氰，若过量摄取，会引起铁或氰中毒。万一产生不适感，可饮用甘蔗汁来清热解毒。

桃子干

【缺铁性贫血、头晕、精神不济】

食材：新鲜桃子20颗

作法：
1. 将桃子洗净后去皮切块，加入白糖混匀，晒干后食用。
2. 一次吃一些，一天食用2~3次，除了改善缺铁性贫血之外，也适合容易疲劳、体力差者服用。

蘑菇炒马铃薯

【改善食欲不振、十二指肠溃疡与习惯性便秘】

食材：蘑菇200克、马铃薯400克、油少许、盐少许

作法：❶蘑菇洗净切片，马铃薯去皮切小块。

❷锅入油烧热后，下蘑菇和马铃薯炒熟，加入食盐调味后即可食用。

药膳小贴士

1. 蘑菇和马铃薯两者都是对肠胃很好的食材，可以改善脾胃虚弱。
2. 这道食谱高血压患者亦适合食用。

气虚药膳食补

适合中药	补气中药
中药名称	黄芪、人参、西洋参、党参、白术、大枣、山药、甘草
主要功效	强壮作用，增强免疫力。

人参莲子汤

【调养病后体弱、气虚、少食】

食材：白人参10克（或粉光参）、莲子10枚、冰糖30克

作法：❶将人参、莲子（去心）放入碗里，加300毫升的水浸泡2小时，再加入冰糖，隔水蒸炖1小时，即可吃莲子，饮汤。

❷人参可再连续使用3次，作法同前，第3次时可吃人参。

药膳小贴士

1. 粉光参即西洋参，属于补气中药，可补肺养阴，不会太燥热。
2. 莲子可健脾养心，有收敛、镇静和轻微的滋养作用；便秘者要慎用。
3. 这道食补适合疲劳倦怠者食用。

黄芪补气粥

【补正气、疗虚损、抗衰老】

食材：炙黄芪20克、党参10克、白米1杯、白糖适量

作法：❶炙黄芪、党参加1000毫升水浸40分钟后,煎煮30分钟,去药渣取药汁。
❷药汁加入白米,用电饭锅煮成粥,加白糖调味后即可食用。

药膳小贴士

1. 黄芪有强壮作用,但高血压、头面部感染者应慎用。消化不良、上腹胀满者不宜使用。
2. 党参有补气强壮、健胃,以及增进新陈代谢的作用。火气大的人要慎用。
3. 这道食补适合年老体弱、久病身瘦、体虚容易流汗、食欲不振又容易腹泻等症的人食用。

党参　　炙黄芪

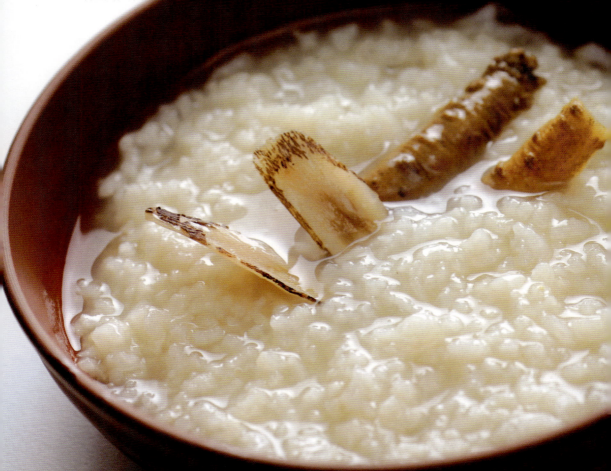

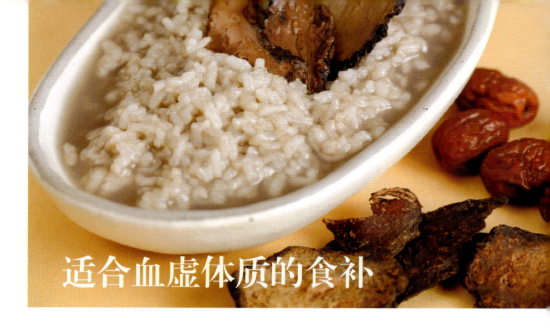

适合血虚体质的食补

🌿 如何辨别血虚体质

如果你有下列症状，表示你极有可能是血虚体质：

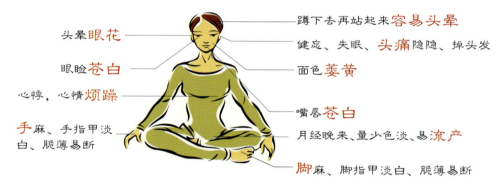

- 头晕**眼花**
- 眼睑**苍白**
- 心悸，心情**烦躁**
- **手**麻、手指甲淡白、脆薄易断
- 蹲下去再站起来**容易头晕**
- 健忘、失眠、**头痛**隐隐、掉头发
- 面色**萎黄**
- 嘴唇**苍白**
- 月经晚来、量少色淡、易**流产**
- **脚**麻、脚指甲淡白、脆薄易断

🌿 血虚的人建议食用的蔬果

葡萄 补益气血，生津止渴，强筋骨，利小便。

荔枝 健脾止泻，养肝补血，益肾缩尿。

红枣 补益脾胃，养血安神。

樱桃 含铁量高，可改善缺铁性贫血。

草莓 润肺生津，健胃和中，益气养血，凉血清热，解酒毒。

桑葚 养血滋阴，生津，润肠，通便。

百香果 生津润燥，清肠开胃，安神补血。

龙眼肉 补气血，益心脾。

桃子	活血益气，防治缺铁性贫血。
菠菜	养血止血，含铁量高，有助于改善贫血。
莲子	养血安神，对贫血、心神不宁、失眠有帮助。
红苋菜	含铁量高，可改善缺铁性贫血。
黄花菜	可改善毛细血管循环。
黑木耳	钙、铁含量高，是相当不错的钙、铁补充品。

血虚 VS 贫血

中医的血虚与贫血不全然相同。中医诊断为血虚证的人，抽血检查血红素不一定偏低，两者并没有画上等号。中医依据诊断要点，配合望闻问切四诊来诊断病情，诊断为血虚证者，给予补血中药，可改善血虚所引起的头晕、手脚麻、失眠等症状。

血虚蔬果食疗

桂圆红枣茶

【改善贫血、头晕】

食材： 桂圆肉15克、红枣10颗、枸杞15克、糖适量

作法：
① 将红枣洗净压破。
② 桂圆、红枣、枸杞加入1000毫升的水，煮10分钟，加糖后即可饮用。

红枣枸杞粥

【改善倦怠乏力、面色萎黄和贫血】

食材： 红枣10颗、枸杞3钱、白米2杯、白糖适量

作法：
① 将红枣洗净压破。
② 白米洗净加入12杯水及红枣、枸杞，放入电饭锅中烹煮。
③ 煮好后加入少许白糖即可，可当早餐食用。

药膳小贴士

由于枸杞性温，平日大鱼大肉或有高血压者不宜多食用。

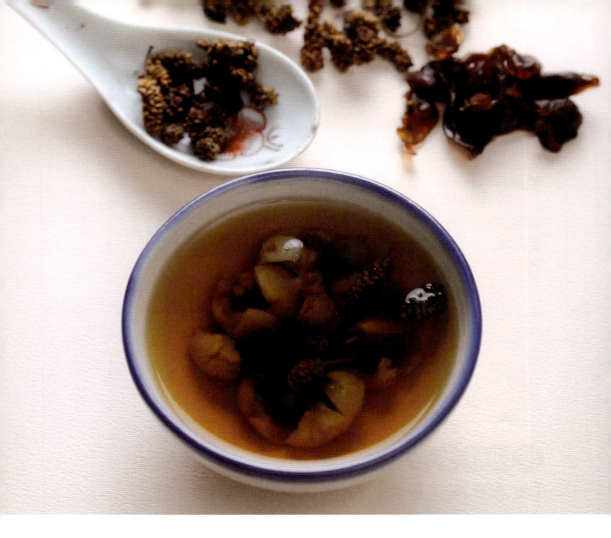

桂圆桑葚汤

【改善巨球性贫血及一般贫血】

食材：桂圆肉15克、桑葚蜜饯30克、蜂蜜适当

作法：❶ 将桂圆肉、桑葚放入1000毫升的水，用慢火煮5~10分钟，最后加入蜂蜜即可。
❷ 每日分2次饮用。

药膳小贴士

桂圆富含铁质，能改善因贫血引起的面容憔悴，但其性甘温，常服用会造成湿热痰滞、胸闷不宽等现象，需稍加留意。

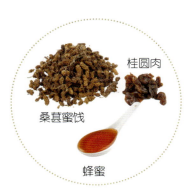

血虚药膳食疗

适合中药	补气中药
中药名称	熟地黄、何首乌、阿胶、当归、川芎、芍药、龙眼肉
主要功效	养血安神,改善贫血。

当归羊肉汤

【养血补虚、改善贫血】

食材:当归15克、黄芪25克、党参15克、羊肉500克、葱2根、生姜5片、米酒10毫升

作法:
❶ 羊肉洗净,当归、黄芪、党参装入纱布袋内。
❷ 全部材料放入锅内加2000毫升的水,炖煮1小时。
❸ 吃肉,喝汤,分早晚各食1次。

药膳小贴士

1. 感冒、咽喉肿痛、牙痛不能食用。
2. 病后、产后体弱、肚子冷痛感,及各种贫血适合食用。
3. 素食者可用素羊肉替代羊肉。

当归党参腰子粥

【改善心悸、气短、腰酸痛、失眠】

食材:当归10克、党参10克、淮山药10克、猪腰2对、酱油少许、姜丝、醋少许、香油少许

作法:
❶ 腰子整颗不切开与当归、党参、淮山药加1000毫升的水,煮20分钟。
❷ 捞出腰子,切开后切去肾盂、肾盏(即白色筋膜),再切成薄片,置于盘中,拌入酱油、姜丝、醋、香油,即可食用。

药膳小贴士

1. 当归为补血药,与党参、淮山药配合使用可气血双补,很适合气血两虚者吃。
2. 素食者可用素腰花、核桃或黑豆替代猪腰。

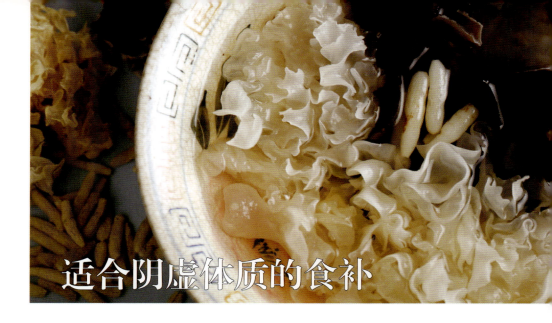

适合阴虚体质的食补

🍃 如何辨别阴虚体质

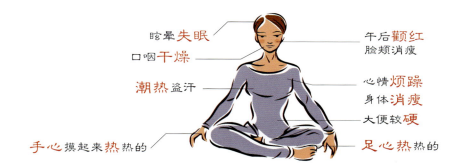

🍃 阴虚的人建议食用的蔬果

在一般原则之下，阴虚体质的人可以食用凉性蔬果，而在食用温热性蔬果时，则要多留意一下，以避免容易产生虚火的现象。

◎一般原则下可食用凉性蔬果

杨桃、橘子、枇杷、梨子、草莓、山竹、火龙果、油菜、苋菜、芹菜、菠菜、莴苣、黄花菜、黄瓜、丝瓜、绿豆芽、黄豆芽、蘑菇。

◎阴虚者不错的蔬果选择

桑葚　可养血滋阴，生津润肠通便。

草莓　润肺生津，健胃和中，益气养血，凉血清热，解酒毒。
白木耳　生津化痰，润肺止咳。
黑木耳　滋养，润燥，补肾。
葫芦瓜　润肺止咳。

◎ **必须特别注意不可多食的蔬果**

龙眼肉　性偏于温，多食易助热生火，故阴虚火旺者忌多食。
杏仁　甘甜性热，易致热生疮，故不能过食，素有内热者忌多食。
荔枝　温热性水果，多食能导致生热上火，阴虚火旺者忌多食。
柚皮　（柚子皮）性温而燥，阴虚燥咳者不宜多食。
橘子　（橘子皮）辛散苦燥，温能助热，故阴虚燥咳者应慎用。

◎ **不建议食用的蔬果**

　　因为阴虚的人容易有虚火，所以不建议食用某些温热性蔬果，例如：榴莲、荔枝、龙眼、辣椒、大蒜、韭菜。

阴虚蔬果食疗

【改善病后身体虚弱、头晕体力差及腰酸背痛】

食材：新鲜桑葚、蜂蜜各适量
作法：❶ 桑葚捣烂取汁，不加水放入砂锅中用文火煎煮成膏，加入等量的蜂蜜调匀，冷却后装瓶冷藏。
❷ 每次一汤匙，热开水稀释后饮用，每天2次。

药膳小贴士
有便秘困扰的老年人或有早发性白发的年轻人可食用。

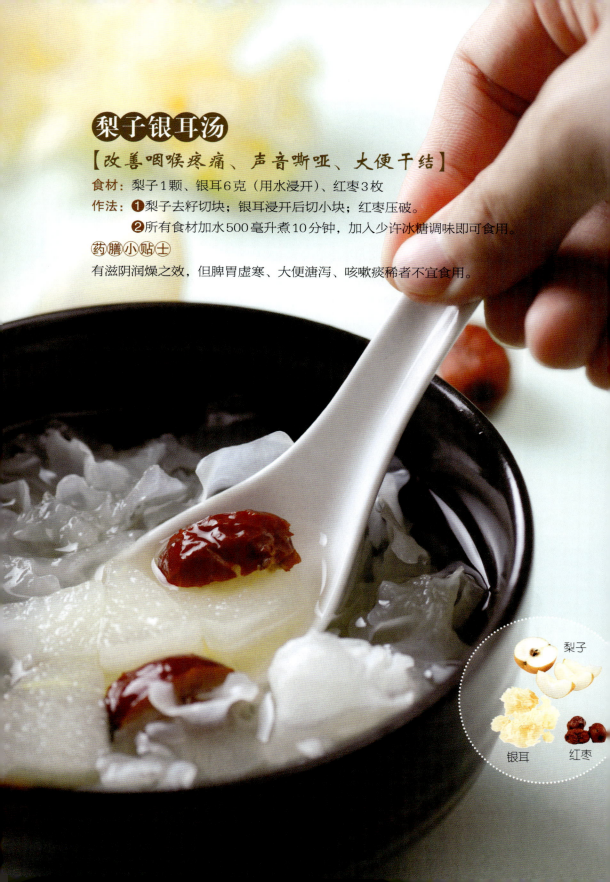

梨子银耳汤

【改善咽喉疼痛、声音嘶哑、大便干结】

食材：梨子1颗、银耳6克（用水浸开）、红枣3枚

作法：❶梨子去籽切块；银耳浸开后切小块；红枣压破。
❷所有食材加水500毫升煮10分钟，加入少许冰糖调味即可食用。

药膳小贴士
有滋阴润燥之效，但脾胃虚寒、大便溏泻、咳嗽痰稀者不宜食用。

阴虚药膳食疗

适合中药	滋阴中药
中药名称	天门冬、麦门冬、玉竹、石斛、百合、沙参、枸杞子、桑葚子、黑豆、龟甲
主要功效	生津润燥，滋润退虚火。

枸杞炒肉丝

【滋阴明目、改善视力、强身益寿】

食材：枸杞20克、瘦猪肉（素肉）100克、竹笋20克、食盐少许、白糖少许、料理米酒少许、麻油少许、酱油少许

作法：
1. 猪肉切丝，竹笋浸软切小段。
2. 锅中入麻油，放入肉丝、竹笋翻炒，下米酒翻炒至猪肉转白，再加食盐、白糖、酱油调味，最后下枸杞翻炒几下后起锅,配饭佐餐吃。

药膳小贴士

枸杞有补肝肾、强筋骨、明目、滋养的作用。但感冒时有感染症，或是腹泻的人不宜食用。

双耳汤

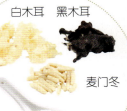

【滋阴补肾、润肺】

食材：白木耳10克、黑木耳10克、麦门冬10克、冰糖30克

作法：
1. 白木耳、黑木耳用温水浸泡至涨开，之后摘除蒂柄，洗净，切小块。
2. 所有食材加500毫升的水煮20分钟，加入冰糖调味即可。

药膳小贴士

白木耳与黑木耳皆是滋阴的良品。白木耳主要是滋养肺阴，黑木耳主要是滋养肾阴，两者可搭配使用。

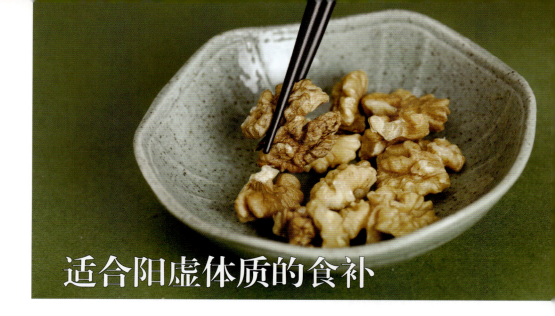

适合阳虚体质的食补

🌿 如何辨别阳虚体质

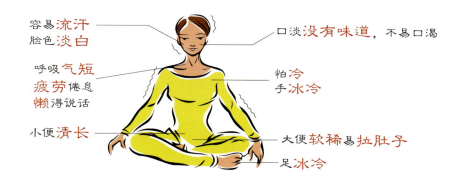

容易流汗
脸色淡白
呼吸气短
疲劳倦怠
懒得说话
小便清长
口淡没有味道，不易口渴
怕冷
手冰冷
大便软稀易拉肚子
足冰冷

🌿 阳虚的人建议食用的蔬果

阳虚体质的人体质偏寒，不可多食寒凉蔬菜，大部分的蔬菜都偏属寒凉性，不过蔬菜经过烹煮之后，多半可降低其寒凉之性；此外，加入姜、蒜、葱、辣椒等温热性蔬菜一起烹煮，也有助于降低寒凉之性，这样一来，阳虚体质的人也可以摄食了。

◎ 一般原则上可食用热性蔬果

荔枝、龙眼、桃子、梅子、椰子、樱桃、榴莲、释迦、韭菜、葱、大蒜、香菜、姜、辣椒、芥菜、大头菜、南瓜。

◎ **不可多食的寒性蔬果**

因为阳虚的人身体虚寒,所以不可多食寒性蔬果,例如:柿子、香蕉、番茄、猕猴桃、柚子、西瓜、香瓜、竹笋、冬瓜。

阳虚蔬果食疗

荔枝桂圆汤 【改善小儿遗尿】

食材: 荔枝10颗、龙眼肉10颗
作法: 用水煮15分钟,饮汤食料。

樱桃酒

【减缓风湿疼痛、病后体虚、神疲乏力】

食材: 新鲜樱桃1000克,高粱酒约1000毫升
作法: 樱桃浸于高粱酒中(酒量以高出樱桃1~2cm为度)浸泡1个月,每次食用樱桃10枚,每日可食1~2次。

药膳小贴士
此道食疗适合阳虚患者温补身体时食用。樱桃含有丰富的铁质,缺铁性贫血者亦可食用。

榴莲老姜红糖汤

【改善月经不顺、缓解痛经】

食材: 榴莲果肉150克、老姜3片、红糖10克
作法: ❶老姜加红糖,加入500毫升的水煮沸10分钟,放凉。
❷将上述汤汁与榴莲一起打成汁,即可饮用。

阳虚药膳食疗

适合中药	补阳中药
中药名称	巴戟天、菟丝子、补骨脂、骨碎补、冬虫夏草、核桃仁、肉桂、茴香（补肾中亦可补阳者：淫羊藿、肉苁蓉、杜仲、续断）
主要功效	促进血液循环，温暖身体。

肉苁蓉羊肉粥

【改善阳痿、女子不孕、体虚怕冷、手脚冰冷】

食材： 肉苁蓉10克、炒杜仲10克、羊肉或素羊肉60克、白米1杯、盐少许、葱白2根、生姜3片

作法：
❶ 羊肉洗净后切细，素羊肉则用热水稍烫过后切细。
❷ 肉苁蓉及炒杜仲加水煎取药汁。
❸ 药汁入羊肉、白米煮沸后，加入食盐、葱白、生姜共煮成粥。
❹ 分早晚各食1次。

药膳小贴士

肉苁蓉益精血、补肾助阳，适用于肾阳虚衰所致的阳痿、早泄、女子不孕、腰膝冷痛、小便频数、夜间多尿症状。此外因其滑肠通便，腹泻者不宜食用。

核桃仁炒韭菜

【改善阳痿、腰膝冷痛、遗精、小便频数】

食材： 核桃仁60克、韭菜250克、麻油30克、食盐1.5克

作法：
❶ 核桃仁用热水浸10分钟，撕去表皮；韭菜洗净切段。
❷ 炒菜锅中放入麻油，油热后，下入核桃仁翻炒至色黄，再下韭菜一起翻炒至熟，加入食盐调味后即可配饭佐餐食用。

药膳小贴士

核桃用于肾虚的骨弱腰痛、虚性喘促咳嗽、肠燥便秘。大便腹泻，感冒性咳嗽不宜食用。

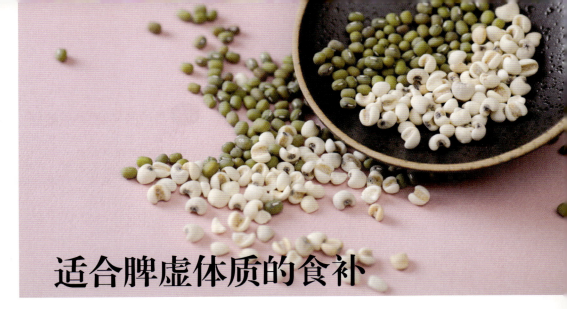

适合脾虚体质的食补

如何辨别脾虚体质

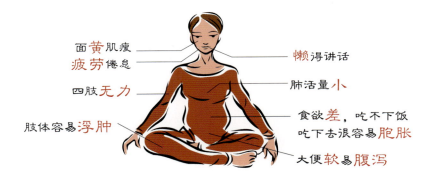

面**黄**肌瘦
疲劳倦怠
四肢**无力**
肢体容易**浮肿**
懒得讲话
肺活量**小**
食欲**差**，吃不下饭
吃下去很容易**胀胀**
大便**软**易**腹泻**

脾虚的人建议食用的蔬果

我们列出对脾胃有帮助的蔬果，脾虚的人可多食；也列出了会伤脾胃的蔬果，脾虚的人不可多食，只可少量食用。

◎ 可多食的蔬果

红枣　补益脾胃，养血安神，适用于脾胃虚弱，倦怠乏力，食少便溏及血面黄肌瘦。

荔枝　健脾止泻，养肝补血，益肾缩尿。

苹果　健脾开胃，生津止渴。

龙眼肉　补气血，益心脾。

大蒜	健脾止泻，祛痰止咳。但原本有胃痛的人要慎用。
橙皮	理气化痰，健脾。
茼蒿	可改善食积腹胀、嗳气、便秘。
生姜	温胃止吐，改善呕吐、食欲不振。
香菜	消食下气，改善食积、胃脘冷痛。
蘑菇	益气开胃。
山药	健脾益气，和胃调中。
芋头	改善食积、便秘，但不可一次吃太多。
胡萝卜	健胃消食，改善食积、慢性腹泻。
椰子	补益脾胃，杀虫消疳积。
熟莲藕	益气健脾，开胃消食。
大头菜	温脾开胃。

中医的脾VS西医的脾脏

中医的脾与消化系统比较有关系，常常指的是肠胃的消化功能；西医的脾脏是一个淋巴系统，与淋巴球的生成有关，也是一个储藏血液的血库。

◎ 不可多食的蔬果

柚子	柚子性寒，故脾胃虚寒者慎用，以免引起脘腹不舒。
李子	李子多食易助湿生痰，损伤脾胃。
香蕉	香蕉性寒滑肠，故脾胃虚寒、便溏腹泻者不宜多食。
杨桃	杨桃多食易损脾阳而致泄泻。
柿子	柿子性寒，脾虚泄泻或便溏不可过食。
西瓜	西瓜性寒，多食易损脾阳，故脾胃虚寒者不宜多食。
桑葚	桑葚性寒又能润肠通便，故脾胃虚寒及便溏腹泻者不宜多食。
草莓	草莓性寒，柔嫩多汁，虽有健胃补虚之功，但脾胃虚寒、大便溏而滑泄者不宜多食。
香瓜（甜瓜）	甜瓜性寒，故脾胃虚寒、泄泻便溏者不可多食。
梨子	梨子性寒凉，多食则伤脾胃，凡脾胃虚寒、大便溏泻、脘腹冷痛者均不宜多食。
枇杷	枇杷味甘寒，多食能助湿生痰，故脾虚便溏或痰湿盛者不宜多食。
番茄	性微寒，脾胃虚寒者少生吃，吃煮熟的较好。
火龙果	火龙果性凉，易腹泻者不宜多食。

猕猴桃 奇异果性寒，易伤脾阳而引起腹泻，故不宜多食。

白萝卜 性寒凉，脾胃虚寒者、胃病者（消化性溃疡、慢性胃炎）不宜多食。

竹笋 性偏寒凉，体弱多病、消化不良者不宜多食。

冬瓜 性寒凉，消化不好、易腹泻者不宜多食。

茄子 性凉滑，脾胃虚寒不宜多食。

苋菜 脾胃虚弱者不宜多食。

韭菜 纤维较粗，不好消化，不可一次吃太多，否则会腹胀难受。

辣椒 多食诱发痔疮、胃痛。

海带 性寒，胃寒者不宜多食。

茭白笋 脾胃虚寒者慎服。

豆类蔬菜 吃太多会胀气，胃炎、胃溃疡者要少吃。

粗纤维含量高的蔬菜 不好消化，如卷心菜干、笋茸、辣椒、山芹菜、梅干菜等。

脾虚蔬果食疗

苹果山药沙拉

【促进食欲、改善肠胃功能、避免拉肚子】

食材： 苹果1颗，新鲜山药100克，木瓜1/4颗，葡萄干、美乃滋（或沙拉酱）各少许

作法： ❶将苹果、木瓜切成块状。
❷将山药洗净、去皮切丁状，放入热水中余烫5分钟，捞出沥干。
❸苹果、木瓜及山药放入碗中拌匀，加入少许美乃滋，最后洒上葡萄干即可。

药膳小贴士

若有感冒、便秘、火气大的现象，山药具促进荷尔蒙分泌的功效，一般人可食，但有妇科肿瘤或前列腺肿大者切勿摄取，否则容易使病情加重。

苹果泥

【改善腹泻、食欲不振】

食材：苹果1颗

作法：❶苹果削皮打成泥后食用。

❷苹果泥亦可加市售原味酸奶拌匀后一起食用，其功效主要为促进肠胃蠕动、帮助消化、中和胃酸。

脾虚药膳食疗

适合中药	补脾中药
中药名称	茯苓、薏苡仁、陈皮、神曲、谷芽、干姜、芡实、莲子（补气药中亦有补脾效果的有：山药、党参、白术、红枣、甘草）
主要功效	帮助消化，改善肠胃功能。

白术猪肚汤

【改善消化不良、食欲不佳、疲劳倦怠】

食材：白术20克、茯苓10克、莲子10克、生姜5片、猪肚1只、米酒10毫升

作法：❶将猪肚洗净，切成小块。

❷所有食材加1500~2000毫升的水，置入电饭锅中煮至熟烂，饮汤吃猪肚。

药膳小贴士

1. 健脾和胃，适用于脾虚、消化不良、不思饮食、疲劳倦怠、腹部胀气、大便溏泻等症状。
2. 素食者可用魔芋替代猪肚。

参苓粥

【健脾养胃】

食材：党参15克、茯苓15克、生姜5克、白米1杯

作法：
① 将党参、生姜、茯苓浸泡30分钟后，加1000毫升水煎煮30分钟，滤渣取药汁。
② 药汁与白米，共煮成粥。
③ 分早晚各食1次。

药膳小贴士

1. 茯苓可健脾利湿，适用于脾虚、倦怠无力、面色白、饮食减少、食欲不振、反胃呕吐、大便软泻等症。
2. 茯苓与党参搭配使用补脾胃的功效更好。

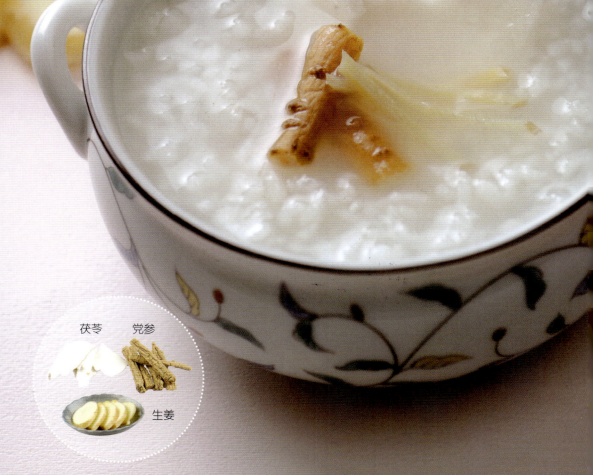

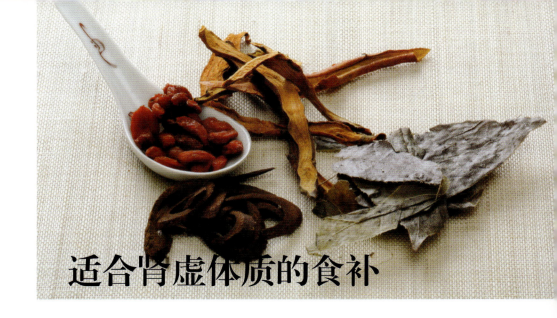

适合肾虚体质的食补

🌿 如何辨别肾虚体质

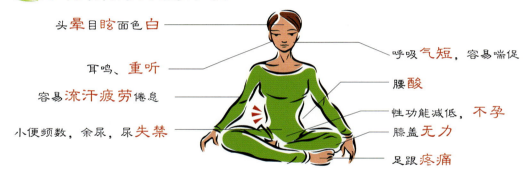

- 头晕目眩 面色白
- 耳鸣、重听
- 容易流汗疲劳 倦怠
- 小便频数，余尿，尿失禁
- 呼吸气短，容易喘促
- 腰酸
- 性功能减低，不孕
- 膝盖无力
- 足跟疼痛

🌿 肾虚的人建议食用的蔬果

肾虚体质的人除了平时搭配一些益肾的食物之外，也要注意尽量少吃寒性蔬果。

◎ 建议食用的蔬果

- **葡萄** 补益气血，生津止渴，强筋骨，利小便。
- **荔枝** 健脾止泻，养肝补血，益肾缩尿。
- **韭菜** 益肾阳，暖腰膝。改善性功能障碍、腰膝冷痛。
- **南瓜** 含丰富维生素、镁、锌，能强精固气。
- **黑木耳** 滋养润燥，改善腰酸腿软。

◎ **少吃寒性蔬果**

柿子、香蕉、番茄、奇异果、柚子、西瓜、香瓜、小白菜、空心菜、竹笋、芦笋。

中 医的肾VS西医的肾脏

中医的肾涵盖的范围较广,包含了内分泌系统、泌尿系统、生殖系统和骨骼肌肉系统;西医的肾脏指的是泌尿系统中的肾脏这一个器官。所以中医的肾包含了生长、发育、生殖功能及排尿功能,喘促与筋骨方面的问题,也和肾有关系,与西医的肾脏并不相同。

肾虚蔬果食疗

葡萄枸杞汁

【改善腰膝酸软、筋骨乏力】

食材:葡萄汁500毫升、枸杞100克、蜂蜜250克

作法:❶先将枸杞加水200毫升,煮成100毫升。
❷葡萄汁用文火熬煮成膏状,最后放入蜂蜜搅拌均匀。
❸冷却后装入瓶中冷藏。
❹每次一汤匙,加水稀释饮用。

药膳小贴士

枸杞不是所有的人都适合服用的,举凡感冒、腹泻者最好不要食用。

荔枝酒

【改善腰酸、子宫下垂、阳痿早泄】

食材:新鲜荔枝1000克(去壳)、低度酒或米酒1000毫升(亦可直接买市售的荔枝酒)

作法:❶新鲜荔枝用低酒精浓度的酒浸泡7~10天。
❷荔枝多食,易使人燥热、上火、咳嗽。

药膳小贴士

荔枝多食,易使人燥热、上火、咳嗽。

肾虚药膳食疗

适合中药	补肾中药
中药名称	牛膝、淫羊藿、肉苁蓉、杜仲、续断（补血药中亦有补肾效果的有：何首乌；滋阴药中亦有补肾效果的有：枸杞子、桑葚子、黑大豆、龟甲；补阳药中亦有补肾效果的有：巴戟天、菟丝子、补骨脂、骨碎补、冬虫夏草、核桃仁、肉桂）
主要功效	强筋壮骨，改善生殖系统功能。

炖猪腰

【改善腰痛乏力、四肢冰冷、视力不佳、阳痿遗精】

食材： 猪腰子1对、杜仲15克、核桃肉30克、盐少许、姜3片

作法： ❶ 将猪腰子切开，切去肾盏，洗净，切小块。

❷ 猪腰子、姜片、杜仲与核桃肉加500毫升的水后炖煮20分钟，加盐调味后即可食用。

药膳小贴士

1. 杜仲一般是使用炒杜仲，可补肝肾、强筋骨，用于肾虚所引起的筋骨痿软、腰脊四肢酸痛、肾虚频尿。
2. 素食者可用素腰花、黑木耳或黑豆替代猪腰子。

10种系统常见疾病的饮食原则和药膳

呼吸、消化、心血管、泌尿
内分泌、肝胆、妇科
儿科、皮肤、文明病

咳嗽

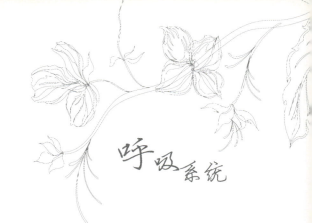

呼吸系统

🍃 饮食原则

- 在饮食上宜清淡，忌食油腻、辛辣、燥热的食物，例如：辣椒、胡椒、酒、羊肉等食物；此外，刺激性、油炸、烧烤、冰品以及寒凉性食物也要避免过量食用。
- 太甜的东西易生痰不适合吃。
- 若有感染症状时，应禁食姜母鸭、羊肉汤锅、当归、人参、党参、黄芪等补品，只有在身体虚弱时，才可服用补品。
- 若有黄痰、咽喉肿痛，属热证时应禁食补品，也不适宜食用辛辣、油炸、咖啡、浓茶、荔枝、龙眼、榴莲、芥菜、大蒜等热性食物。
- 若有痰稀白色、咽喉痒，属寒证时，凉性食物、冰品及瓜果类蔬菜不宜食用，可食较平性的水果，例如：柳丁、苹果等，亦可以用老姜和黑糖或用生葱和淡豆豉一同煮水来喝，并到被窝里微微发点汗，有助病情。

🍃 中药食疗

菊杏茶饮

【改善风热咳嗽】

食材：菊花、杏仁、桑叶各6克，甘草3克

作法：上述药材加500毫升水煮5分钟、去渣饮用。

药膳小贴士

1. 风热咳嗽症状：咳嗽数日、痰色黄白、痰黏稠、口干，或有喉咙痛。
2. 菊花有疏风清热、清肝明目、解毒、消炎、利尿、抗菌的作用。
3. 桑叶的作用和菊花很类似，两者也常搭配使用。桑叶有疏风清热、凉血明目、解热、祛痰、镇咳的作用。

苏叶杏仁粥

【风寒咳嗽】

食材：紫苏叶9克、杏仁9克、陈皮6克、白米1杯
作法：将上述三种中药材加水煎煮15分钟后滤汁去渣，加米及适量的水煮粥食用。

药膳小贴士

1. 风寒咳嗽症状：咳嗽数日、痰白，痰稀不黏稠、口不干、喉咙不痛。
2. 紫苏叶的作用有很多，可用在感冒风寒时，也可用在肠胃气滞的时候，妊娠呕吐时服用紫苏叶也可改善症状。
3. 杏仁可镇咳、祛痰、润肠通便，不过杏仁有小毒，多服易致中毒。

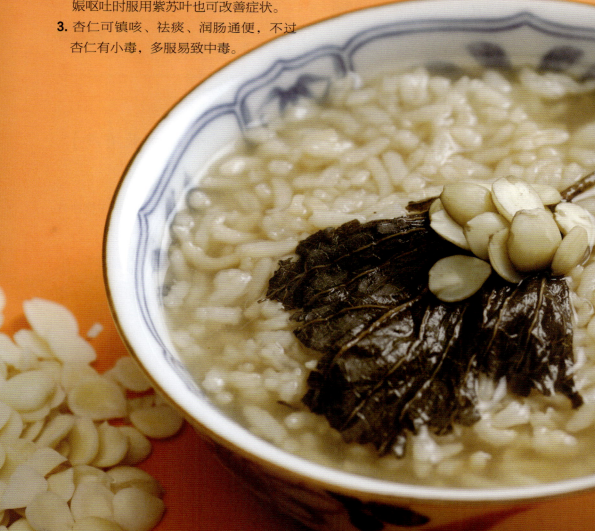

百合二冬粥

【改善慢性支气管炎属肺胃阴虚者】

食材：百合30克，玉竹、天门冬、麦门冬各12克，蜂蜜15克，白米1杯

作法：将上述中药材加3碗水小火煮20分钟，滤汁去渣后加入白米及适量的水共煮成粥，最后再加入蜂蜜15克搅拌均匀后即可食用。

药膳小贴士

1. 慢性支气管炎属肺胃阴虚者之症状：咳嗽日久、久咳痰少、口干渴。
2. 百合有润肺止咳、清热、安神、利尿的作用。

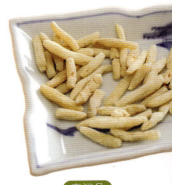

麦门冬

杏仁鸡蛋粥

【缓解慢性支气管炎咳嗽、长期咳嗽或咳嗽有痰】

食材：甜杏仁、核桃仁、鸡蛋1颗、热清粥2碗

作法：
1. 甜杏仁、核桃仁按1：2的比例混合，研末后混合备用。
2. 热清粥加入10克备用的二仁粉调匀煮滚，将鸡蛋打入热粥中搅拌成蛋花当早餐食用。
3. 可隔日早餐服用。

药膳小贴士

核桃仁即是核桃，也叫作核桃仁。核桃仁可以补肾，改善喘咳，也有润肠通便的作用。核桃仁可以治疗咳嗽，它使用的时机是慢性虚性咳嗽，感冒痰火咳嗽不宜使用。

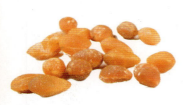

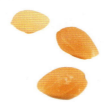

感冒

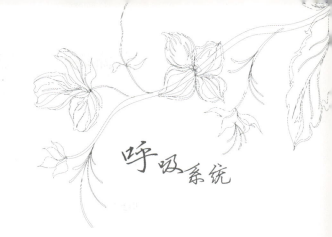
呼吸系统

🌿 饮食原则

- 可服用维生素C，缓和咳嗽、打喷嚏等症状。
- 喝热鸡汤，有助于鼻腔黏液的流动，可加强体内抗病力。
- 多喝水，补充感冒时所流失的重要体液；饮用温热的水有助于散除外感表邪。
- 感冒时不宜吃油腻烤炸的食物，以免加重肠胃负担。吃油腻重口味的食物也会有碍外感表邪的驱出。
- 风寒型感冒不宜吃寒凉性食物，如白菜、丝瓜、冬瓜、西瓜、甜瓜等。
- 风热型感冒不宜吃温热性食物，如咖喱、辣椒、大蒜、荔枝、龙眼、榴莲等。
- 感冒时不可以吃补，以免让外邪滞留在体内；也不可以喝酒，以免加重心脏的负担。
- 感冒宜吃富含维生素A的水果如木瓜、杧果；维生素C，如柠檬、番石榴、橘子、柳橙；生物类黄酮素，如番石榴、葡萄柚、橘子、柳橙、柠檬、番茄。
- 适合吃的蔬菜：葱白、生姜，性辛散可助驱邪外出。

🌿 中药食疗

菊花芦根茶

【适用于风热型感冒】

食材： 菊花6克、芦根12克、水500毫升

作法： ❶ 上述食材加500毫升水煎煮5分钟，滤出药汁。
　　　　❷ 当茶饮用，一天1帖。

药膳小贴士

芦根可清热生津，用于热病后烦渴。胃寒或易腹泻者不宜用。

姜糖茶

【适用于风寒型感冒】

食材：生姜9克、红糖12克、热开水适量

作法：❶生姜洗净切丝后置于杯中，放入红糖，用开水冲泡即可。
❷趁热饮用，饮后宜臥床盖被至微微出汗为止。

药膳小贴士

1. 风寒型感冒的症状：流鼻水、筋骨酸痛、畏寒怕冷、喉咙不痛等。
2. 生姜可用于感冒风寒、胃寒呕吐、寒痰咳嗽（即咳嗽痰清稀不黏稠，口不干、喉咙不痛）等症状；切忌用于风热型感冒，否则可能会"火上加油"，更为燥热的唷！
3. 红糖味甘，性温；可益气、散寒活血。

薄菊粥

【适用于风热型感冒】

食材：薄荷9克、菊花9克、桑叶6克、淡竹叶6克、米1杯

作法：❶中药材加6杯水煎煮5分钟，滤出药汁。
❷加入米煮成粥。
❸一天1帖，分2~3次食用。

药膳小贴士

1. 风热型感冒症状：咳嗽、痰黄、鼻涕黄、咽喉干或痛等。
2. 薄荷的气味芬香且清凉，可疏散风热、清利头目、发汗、止痒。
3. 菊花散风热，亦可平甘、明目。
4. 桑叶可发散风热，但效果没有菊花强，较缓。
5. 淡竹叶可清热除烦，用于热病心烦口渴。此外，淡竹叶亦可清心火，可改善心火上炎所引起的口舌生疮。

荆芥粥

【适用于风热型感冒】

食材： 荆芥9克、薄荷3克、淡豆豉9克、米1杯

作法： ❶ 荆芥、薄荷、淡豆豉加6杯水煎煮，沸腾后5分钟，滤出药汁。
❷ 药汁加入米煮成粥。
❸ 温热服食，一天分2~3次食用。

药膳小贴士

荆芥风寒或风热型感冒皆可使用，和祛风寒药搭配使用时，可治风寒型感冒；和祛风热药搭配使用时可治风热型感冒。在煮荆芥时要注意的是不要煮太久，以免挥发油都挥发掉了，药效会降低。

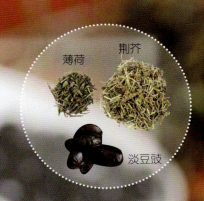

咽痛 声音沙哑

呼吸系统

饮食原则

- 声音沙哑时，可多吃富含维生素C的食物，如卷心菜、芦笋、青椒、包心菜等蔬菜。
- 少吃辛辣物（辣椒、大蒜、葱、沙茶酱）、燥热物（茴香、韭菜、肉桂）、刺激性食物（腌制品、咖啡、咖喱）。
- 适合的水果：梨子、杨桃、香蕉、葡萄、杧果、梅子、草莓。
- 适合吃的蔬菜：苋菜、菠菜、黄花菜、黄瓜、白萝卜。
- 平时多补充水分，开水、汤汁等的温度以接近体温37℃为优。

中药食疗

花生蜂蜜汤

【适用于肺燥津少型的声音沙哑】

食材：花生米30克、蜂蜜30克

作法：❶花生米去红衣，与蜂蜜加500毫升水煮熟。
❷饮汤吃花生米，一天1次，分早晚食用。

药膳小贴士

1. 肺燥津少症状：咽喉干燥、口干舌燥、喜欢喝水、口水较少。
2. 长时间讲话导致咽喉干燥、声音沙哑者可食。
3. 蜂蜜性平味甘，可润肺补中、润燥滑肠、健脾益胃，但使用上须注意，糖尿病患者不可过分摄取，以免糖分过高，加重病情。
4. 花生可以润肺止咳，适合燥咳的人服用。

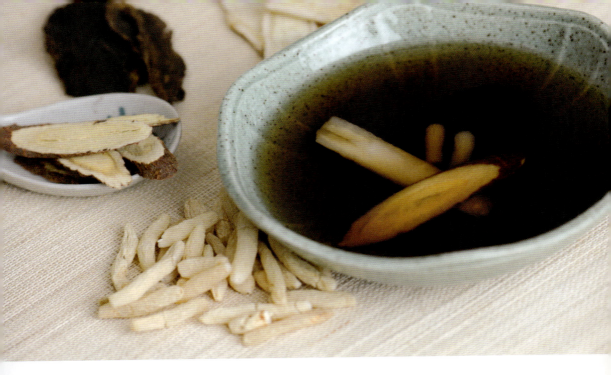

玄麦橘甘汤

【适用于肺燥津少型的声音沙哑】

食材：玄参12克、麦门冬12克、橘梗10克、甘草3克

作法：以上材料加500毫升水煎煮10分钟，一天1帖，分数次饮用。

药膳小贴士

1. 声音沙哑者可食。
2. 橘梗用于感冒咳嗽可祛痰止咳，亦可改善咽痛音哑。橘梗和甘草常搭配在一起使用，称为"橘梗汤"。

梨汁粥 【养护嗓子】

食材：梨子3~5颗、米1杯、冰糖适量、水6杯

作法：❶梨子洗净削皮切块，打成汁后，去渣取汁。
❷米加水煮成稀粥后拌入梨子汁和冰糖，即可食用。
❸一天分2~3次食用。

药膳小贴士

1. 适合歌手、推销员、教师等长期使用喉咙者食用。
2. 梨子可生津止渴、保肝、助消化、促进食欲、改善高血压引起的头晕目眩。

食欲不振 消化不良

消化系统

🌿 饮食原则

- 避免吃难消化的食物，例如：糯米类制品（粽子、汤圆）、烤炸油腻、调味重的食品。
- 保持大便通畅。
- 食量需适量控制，不可一次吃太多，以免增加肠胃负担。
- 甜食易产气，不宜多食；其他产气食品，如汽水、豆类食物也要少吃。
- 食物以温热服用较好，吃生冷寒食对肠胃比较不好。
- 适合的水果：猕猴桃、橘子、菠萝、苹果、番茄、葡萄、柚子、柠檬、梅子、枇杷、草莓、西番莲、木瓜。
- 适合吃的蔬菜：小白菜、芹菜、包心菜、茼蒿、马铃薯、芋头、红萝卜、大头菜、豌豆、番茄、辣椒、香菜、香菇、白木耳。

🌿 中药食疗

参苓粥

【适用于气虚体弱、食欲不振、反胃呕吐】

食材： 党参15克、茯苓15克、甘草3克、生姜2片、白米1杯

作法：
1. 党参、生姜、茯苓、甘草浸泡半小时，加水煎煮30分钟去渣取汁。
2. 取药渣再次煎煮，方法同上。
3. 将两次的汁液合并，加入白米同煮成粥。

药膳小贴士

此道食谱亦适合脾胃不足、倦怠无力、面色白、饮食减少、大便稀软者食用。

山药排骨汤

【健脾胃、助消化、改善肠胃功能】

食材： 淮山药15克（或新鲜山药60克）、排骨10小块、红枣3枚、生姜3片、米酒10毫升

作法： ❶将上述材料加入适量的水及少许米酒后，放入电饭锅烹煮。
❷煮好后加入少许食盐调味即可，可常食用。

药膳小贴士

1. 淮山药可健脾开胃、补气养阴、止泻。因有收涩作用，便秘者不宜食用。
2. 素食者可用素肉替代排骨。

山药面

【健脾固肾】

食材： 面粉3000克、山药粉1500克、鸡蛋10个、生姜5克、黄豆粉200克、生姜丝少许、食盐、油、胡椒粉、葱各适量

作法： ❶将白面粉、山药粉、黄豆粉放入锅中，加入适量的蛋汁、水、食盐，揉成面团，擀成薄面片，切成面条。
❷锅内加入少许的油，将生姜、葱爆香后，加入适量的水煮开，再放入面条，煮熟后加入食盐、胡椒粉等调味，也可依喜好加入青菜或猪肉片来食用。
❸可当正餐食用。
❹亦可买市面上现成的"山药面条"来煮，加些青菜或肉片即可。

药膳小贴士

此道食谱亦适合因为脾胃不好而引起的腹泻、妇女白带、小便频数等症状的人食用。

呃逆

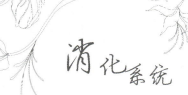
消化系统

（打嗝、气上逆、恶心、反胃）

🌿 饮食原则

- 饮食方面，对于脾胃虚弱（消化力差，吃一点东西就饱了）的人，饮食不宜过多，可少量多餐，同时勿食生冷瓜果等物及误服寒凉之药等。若胃中有热者（平时食量大、吃很多），忌食肥甘厚腻、辛辣、香燥、烟酒及温燥之药等。
- 辛辣油腻及有异味的食物，容易刺激胃部引起呕吐，要避免食用。
- 食物中的水分不宜过多；减少乳糖摄取量。
- 进食时应保持心情愉快。
- 保持大便通畅。
- 少吃淀粉类食物以免胃酸增多引起打嗝。
- 避免易胀气的食物，如豆类、卷心菜、西蓝花，纤维摄取应适度渐进，以免因快速增加纤维而引起排气不良。
- 适合的蔬果：荔枝、枇杷、猕猴桃、柚子、梨子、苹果、山竹、生姜、莲藕。

🌿 中药食疗

乌梅蜂蜜

【改善长期胃病、胃虚容易反胃、呕吐】

食材： 乌梅肉120克、蜂蜜120克。

作法： ❶乌梅肉加300毫升的水煮约20分钟，再加入蜂蜜熬成膏状，装瓶备用。
❷每次取20毫升的乌梅膏加水稀释后饮用。

药膳小贴士

乌梅有镇咳、祛痰、消炎、止泻、解热、抗菌、抗过敏的作用，可改善烦渴、呕吐。

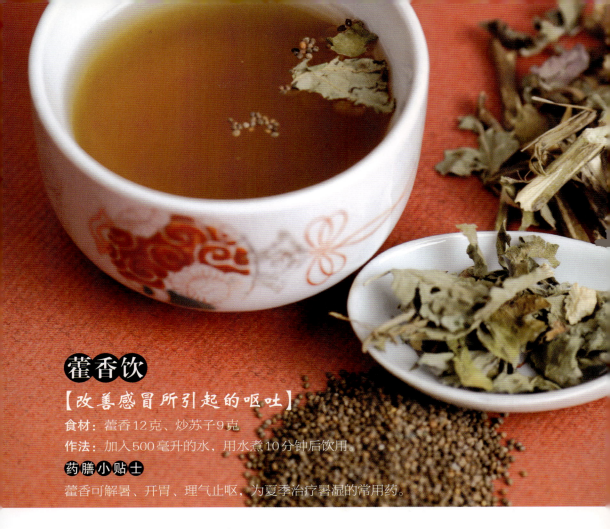

藿香饮

【改善感冒所引起的呕吐】

食材： 藿香12克、炒苏子9克
作法： 加入500毫升的水，用水煮10分钟后饮用。

药膳小贴士

藿香可解暑、开胃、理气止呕，为夏季治疗暑湿的常用药。

豆蔻粥

【适合宿食不消呕吐】

食材： 肉豆蔻5克、生姜2片、白米1杯
作法： ❶将肉豆蔻捣碎研磨成细粉，生姜切丝。
❷白米煮成稀粥，加入肉豆蔻末及生姜丝，再煮5分钟。
❸分早晚温热食用。

药膳小贴士

1. 开胃消食、温中下气（改善肠胃虚寒、使胃气下降、改善呕吐、呃逆等）。
2. 肉豆蔻适合虚寒者，对于实热证的呕吐、呃逆或有火气者较不适合。肉豆蔻可改善肠胃虚寒、腹部冷痛、呕吐、腹泻，但急性肠胃炎的呕吐腹泻不宜。

橘皮粥

【改善脘腹胀满、消化不良、恶心呕吐】

食材：橘皮（干品15克或鲜品30克）、白米1杯

作法：❶先将橘皮煎取药汁、去渣，然后加入米煮成粥。

❷或将橘皮晒干，研成细粉，每次用3~5克加入已煮沸的稀粥中搅拌均匀食用。

药膳小贴士

1. 干咳无痰者不宜。
2. 适用于消化不良，胸腹胀满、气逆不舒、呕吐腹泻、咳嗽多痰。

腹泻

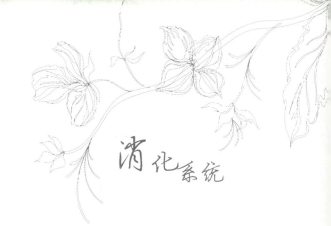

消化系统

🍃 饮食原则

- 注意饮食卫生，勿食馊腐变质或不洁之物，以防损伤脾胃。
- 勿过食生冷或油腻、不好消化的食物，亦忌酒食无度，使脾胃功能失调。
- 饮用牛奶可能造成下痢，避免含有乳糖的食物。
- 小心使用药品，以免带来下痢的副作用。
- 避免饮用碳酸饮料。
- 久泻或水泻量多次数频繁的时候，常常容易耗伤津液，所以须多给予水、粥、汤，以补充水分。
- 少数人可能是因为进食某些食物而致腹泻，如有这种状况要注意避免食用。
- 进食宜定时定量，避免暴饮暴食。
- 适合的水果：苹果、梅子、菠萝、番石榴、释迦。
- 适合吃的蔬菜：韭菜、苋菜、花菜、洋葱、大蒜、山药、莲藕。

🍃 中药食疗

荷叶茶

【改善头重、食欲差、容易腹泻】

食材：鲜荷叶、鲜竹叶、藿香各6克

作法：❶将上述材料加500毫升水煎煮10分钟即可，当茶饮用。
　　　　❷一天内分数次饮用。

药膳小贴士

1. 荷叶性升散，可改善夏日暑湿腹泻、心烦口渴。
2. 夏天易觉得烦热者可饮用。

车前扁豆粥

【改善头重、食欲差、容易腹泻】

食材：车前草15克,淡竹叶、干荷叶各9克,白扁豆、薏苡仁各30克,白米1杯

作法：❶将车前草、淡竹叶、干荷叶用水煎煮10分钟后去渣。
　　　　❷药汁加白扁豆、薏苡仁、白米共煮成粥。

药膳小贴士

1. 车前草有利尿、清热解毒、消炎止血、止泻的作用。
2. 白扁豆可改善脾胃虚弱、暑湿、呕吐、腹泻,还有解河豚毒、酒毒之效。
3. 夏天易觉得烦热者可食用。

健脾八珍糕

【可益气、健脾、渗湿、改善慢性腹泻】

食材：薏苡仁、芡实、扁豆、莲子、山药各90克,党参、茯苓各60克、白术30克、白糖240克、白米粉适量

作法：❶将上述药材研成细粉,同白米粉适量混匀,加水和匀蒸熟为糕。
　　　　❷平日可随意食用,可买市售现在的茯苓糕,亦可改善慢性腹泻。

药膳小贴士

这道食补适合脾胃虚弱、消化能力差、平常容易腹泻,或者是粪便较软无法成形的人食用。

山药芡莲粥

【益气、健脾、渗湿】

食材：山药、芡实、莲子、扁豆、薏苡仁各15克,大枣10枚,白米1杯

作法：所有上述食材加水共煮成粥。

药膳小贴士

本道食疗适合脾胃虚弱、消化能力差、平常容易腹泻或粪便较软无法成形的人食用。

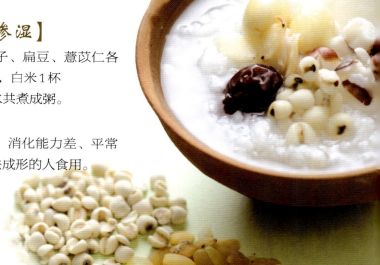

便秘

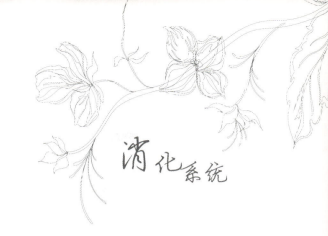

消化系统

🍃 饮食原则

- 勿过食辛辣厚味,或饮酒无度。
- 宜多食清淡及含高纤维质的蔬菜和水果,例如:菠菜、地瓜叶、小白菜、韭菜、芹菜、空心菜、地瓜、绿豆芽、魔芋、香蕉、桑葚、桃子、西瓜仁、梨子、苹果、甘蔗、火龙果、酪梨、西番莲。
- 避免烧、烤、炸、辣、干酪、巧克力、马铃薯等容易造成便秘的食物。
- 老人虚性便秘可食用香蕉、蜂蜜、芝麻等润燥通便的食物。
- 可晨起饮淡盐水一杯,如此可泻热通便。

🍃 中药食疗

柏子仁粥

【润肠通便、养心安神】

食材: 柏子仁10克、蜂蜜适量、白米1杯。

作法:
1. 先将柏子仁去皮壳杂质,稍稍捣烂,同白米煮成粥。
2. 热粥加入适量蜂蜜,搅拌均匀后即可食用。
3. 1天分2次食用。

药膳小贴士

1. 年老虚弱者,可将蜂蜜换为核桃肉煮粥,同样具有润肠的功效,而滋补强壮作用更好。
2. 这道食补适合有慢性便秘、心悸、失眠、健忘等症状的人食用。
3. 柏子仁可宁心安神、润便通畅。

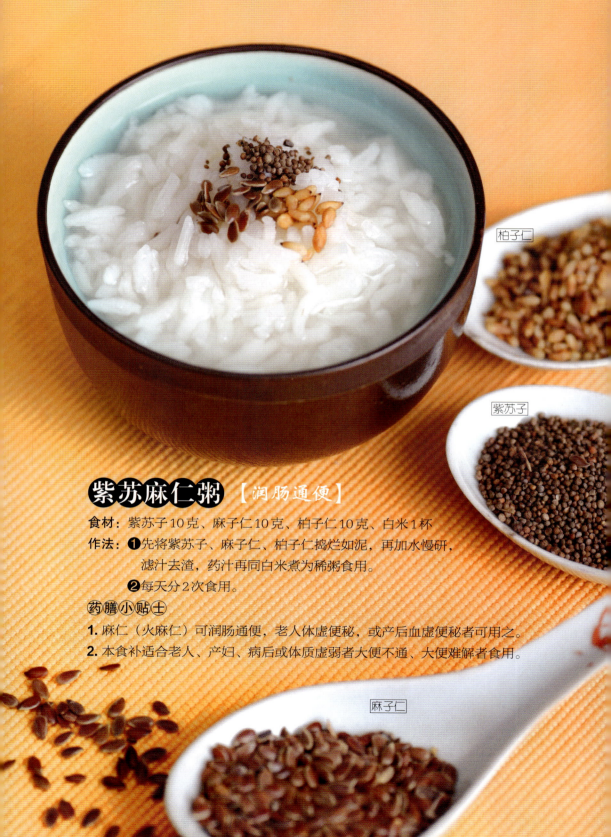

紫苏麻仁粥 【润肠通便】

食材： 紫苏子10克、麻子仁10克、柏子仁10克、白米1杯

作法： ❶先将紫苏子、麻子仁、柏子仁捣烂如泥，再加水慢研，滤汁去渣，药汁再同白米煮为稀粥食用。
❷每天分2次食用。

药膳小贴士

1. 麻仁（火麻仁）可润肠通便，老人体虚便秘，或产后血虚便秘者可用之。
2. 本食补适合老人、产妇、病后或体质虚弱者大便不通、大便难解者食用。

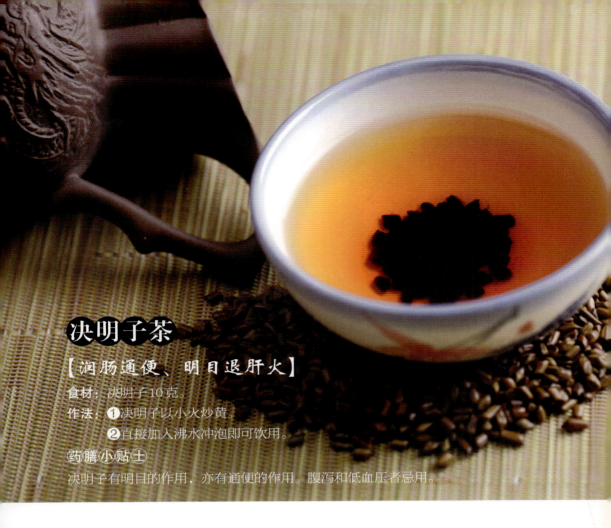

决明子茶

【润肠通便、明目退肝火】

食材：决明子10克。
作法：① 决明子以小火炒黄。
② 直接加入沸水冲泡即可饮用。

药膳小贴士

决明子有明目的作用，亦有通便的作用。腹泻和低血压者忌用。

郁李仁粥

【润肠通便、利水消肿】

食材：郁李仁10克、白米1杯。
作法：先将郁李仁捣烂，加水研绞后取药汁，再加入白米同煮为粥。1天分2次温热食用。

药膳小贴士

1. 孕妇禁用，因为会利水。
2. 郁李仁为滑润性泻药，也有利尿的作用，孕妇慎用。
3. 这道食补适合有大便干燥秘结、小便不利、水肿腹满，包括肝硬化腹水、四肢浮肿等症状的人食用。

消化性溃疡　消化系统

🍃 饮食原则

- 吃饭要细嚼慢咽，心情要放松，饭后略作休息再开始工作。
- 吃饭要定时定量。
- 少量多餐，除三餐外，并于上午、下午、睡前各加一次点心。
- 食用温和饮食，即无刺激性、含低纤维质、易于消化，具有足够营养的饮食。
- 每餐进食中最好都含有蛋白质丰富的食物，如鱼类、瘦肉、豆腐等，不要纯吃淀粉的食物。
- 食物烹煮的方法应以蒸、煮、炖或制成糊泥状较易消化，避免煎烤炸辣。
- 实验显示果胶对十二指肠溃疡有帮助，而富含果胶的水果有苹果、木瓜。
- 适合食用蔬菜：芥菜、卷心菜、花菜、大蒜、南瓜、马铃薯、蘑菇、金针菇。

🍃 中药食疗

行气健胃粥

【改善因紧张或情绪因素而诱发的胃痛】

食材：砂仁3克、橘皮6克、枳壳6克、佛手6克、米1杯

作法：
1. 上述药材用6杯水煎煮后滤汁去渣。
2. 中药汁加米共煮成粥。
3. 一天分2次食用。

药膳小贴士

1. 砂仁可开胃消食、理气解郁，对于脘腹胀痛、食积、腹泻有帮助。
2. 枳壳可改善食积、胸腹胀痛、腹泻。
3. 枳壳皮薄中虚，风干后可当作药材，具有止痛、化痰、治胸腹胀满等效果。

玉竹乌梅饮

【治疗慢性、萎缩性胃炎】

食材： 玉竹、石斛、生山楂、白芍各6克，乌梅、生甘草各3克

作法： 上述药材放入1000毫升水煮3~5分钟即可当茶饮用，一天分数次饮用。

药膳小贴士

1. 乌梅较酸，胃酸过多者不适合食用，但是慢性胃炎、没有胃酸过多的人适合食用，它有生津的作用。
2. 这道食补适合因消化性溃疡日久而消化力差、胃酸缺乏的人饮用。

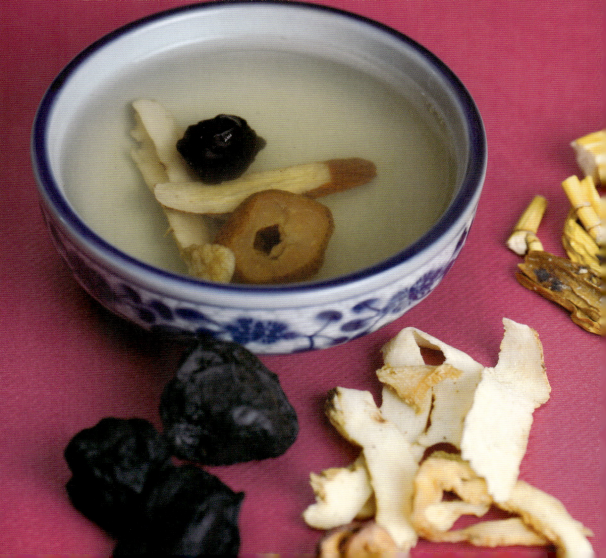

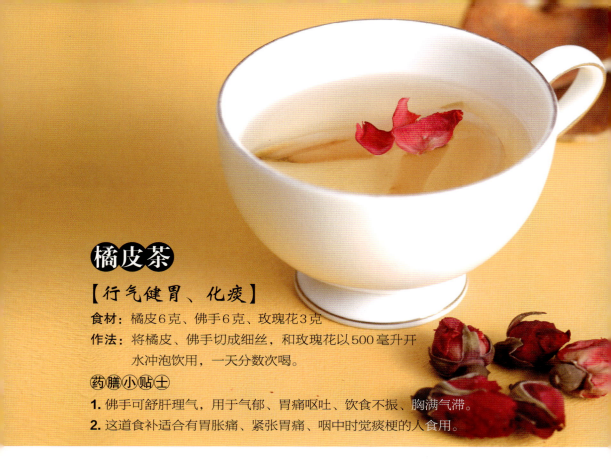

橘皮茶

【行气健胃、化痰】

食材：橘皮6克、佛手6克、玫瑰花3克

作法：将橘皮、佛手切成细丝，和玫瑰花以500毫升开水冲泡饮用，一天分数次喝。

药膳小贴士

1. 佛手可舒肝理气，用于气郁、胃痛呕吐、饮食不振、胸满气滞。
2. 这道食补适合有胃胀痛、紧张胃痛、咽中时觉痰梗的人食用。

胡椒砂仁炖猪肚

【改善胃寒或虚寒型的消化性溃疡】

食材：猪肚1只，胡椒、砂仁、干姜各6克，陈皮、肉桂各3克，葱、酱油、食盐各适量

作法：
① 猪肚洗净切块，置入砂锅中，加入1500~2000毫升的水。
② 加入上述药材，与猪肚同炖1小时，最后加入调味料调味，即可食用。

药膳小贴士

1. 胡椒、肉桂属温热性调味品，寒性体质者在料理食物时可加入一起烹煮。
2. 素食者可用魔芋替代猪肚。
3. 胃寒或虚寒型的消化性溃疡症状：胃痛伴随着胃冷的感觉，一吃冰冷的食物胃即感到不适，患者平常胃的消化力弱、面色白、大便稀软不成形。

高血压

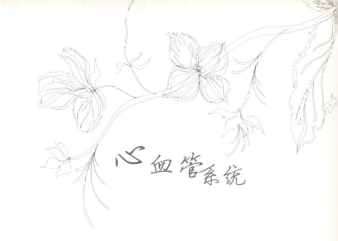

心血管系统

🍃 饮食原则

- 少食用肥腻食品，如猪脚、油炸食品等。
- 饮食最好少油、少盐、少糖。
- 高血压宜少食咸味食物，以免钠离子过高，血压容易升高。
- 减少喝酒，喝酒和高血压的关系极为密切；浓茶、咖啡也要少喝。
- 平日可多摄取对高血压有益处的食物，如：新鲜蔬果、五谷类食物等。
- 适合的水果：柿子、葡萄、桃子（桃仁）、西瓜、菠萝、草莓、西香莲、苹果、梨子、橘子、猕猴桃、香蕉、番茄、枣子。
- 适合吃的蔬菜：芹菜、菠菜、油菜、茼蒿、洋葱、茄子、大蒜、南瓜、冬瓜、绿豆芽、番茄、香菇、蘑菇、木耳、发菜、海带、紫菜、竹笋、芦笋。

🍃 中药食疗

山楂菊花饮

【改善高血压、高脂血症、冠心病】

食材： 山楂3~6克、菊花3~6克

作法： 以500毫升热开水浸泡山楂、菊花10分钟后即可饮用，一天喝一壶。可以回冲饮用。

药膳小贴士

1. 山楂有消食化积、活血散瘀的作用，对心血管疾病及高脂血症有帮助。但是胃酸过多及胃溃疡患者要慎用。
2. 菊花可以清肝泻火、解热，对于肝阳上方的高血压有帮助。
3. 本食补有清肝降压、降脂化瘀之效。

芹菜大枣汤

【稳定血压】

食材：鲜芹菜（下部茎段）60克、大枣30克、盐少许

作法：❶芹菜及大枣加1000毫升水，煮汤后即可食用。❷盐宜加少量。

药膳小贴士

芹菜是对高血压有益的蔬菜，但是芹菜钠的含量也很高，如果天天吃，吃过量反而会引起血压上升，所以高血压患者适量食用即可。

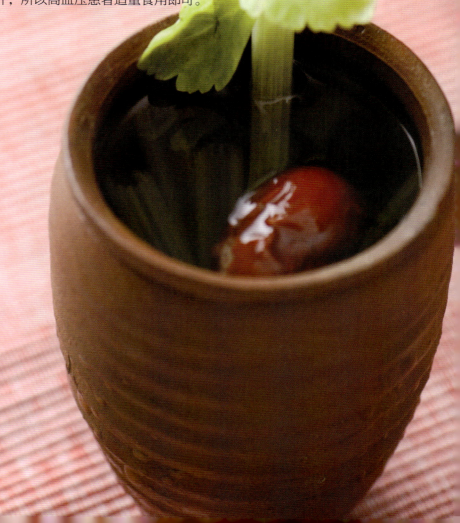

菊花绿茶饮

【改善高血压、高脂血症、冠心病】

食材： 菊花、槐花各3~6克，绿茶3克

作法： 以500毫升热开水浸泡10分钟后即可饮用，一天喝一壶。可以回冲饮用。

药膳小贴士

槐花有凉血止血、清肝泻火的作用。高血压患者肝热目赤，头痛眩晕者适用。

山楂决明子茶

【预防高血压、高脂血症，改善便秘】

食材： 山楂、决明子各15~30克

作法： 山楂、决明子加500毫升水适量，用火煮开后，再以文火续煮15分钟，即可饮用。可以再煮一次饮用。

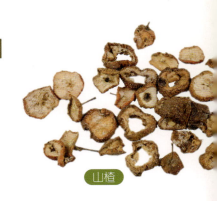

山楂

海带绿豆汤

【预防高血压、高脂血症】

食材： 绿豆90克、海带45克、冰糖适量

作法： 绿豆及海带加水煮开后转文火，待绿豆、海带煮烂后再加冰糖调味。

药膳小贴士

海带有软坚化痰、利水泄热的作用，高血压、高血脂的患者适合食用。

冠心病

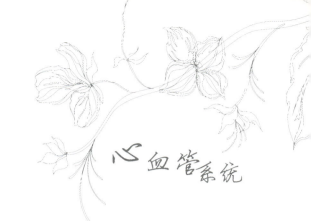

心血管系统

饮食原则

- 多食用植物蛋白，如豆制品及复合碳水化合物（蔬果、全壳类），少吃单纯碳水化合物（如果糖、蔗糖、蜜糖及乳糖）。
- 多吃富含维生素C的食物；维生素C可促使胆固醇羟基化，从而减少胆固醇在血液和组织中的蓄积。
- 多吃高纤维食物，因高纤维食物不易被肠胃道所消化，可改善大便习惯，增加排便量，从而降低血中胆固醇含量。
- 多吃水产海味食物，如海带、紫菜、海藻等。这些产品都是优良蛋白质和不饱和脂肪酸，还含有各种无机盐。此类食品具有阻碍胆固醇在肠道内吸收的作用，另外中医认为这些食物具有软坚散结之效果，经常食用可软化血管。
- 吃低盐饮食：食盐中的钠会使血压升高，而高血压对冠心病不利。
- 吃植物油，如豆油、菜油、花生油、麻油等。
- 忌食高脂肪、高胆固醇食物，不要多吃蛋黄、猪脑、动物内脏等。
- 忌多食单糖食品，因单糖在体内可转化为脂肪而存积。
- 忌吸烟喝酒，经常吸烟嗜酒往往成为脂质代谢紊乱的诱因，会促进肝脏胆固醇的合成，引起血浆胆固醇及甘油三酯浓度的增高（吸烟者发生心肌梗死之危险性比不吸烟者高2~6倍）。
- 忌饮食过多过饱，切勿暴饮暴食，过饱会加重心脏负担，肥胖者容易患动脉粥样硬化症。
- 忌食物品：脂肪和动物的内脏如猪油、牛油、羊油、鱼肝油、猪脑、牛脑、猪腰、猪肚、猪肝、羊肝以及鸡蛋黄等高胆固醇食品。对含有饱和脂肪酸较多的动物性食品，如猪肉、牛肉、羊肉、鸡肉等也应适当忌食。此外，也应忌食白酒、烟、过咸多盐食物与浓茶、浓咖啡等。
- 适合吃的蔬果：油菜、洋葱、大蒜、南瓜、山药、茄子、木耳、发菜、海带、紫菜、竹笙、芦笋、柠檬、枣子、草莓、猕猴桃。

中药食疗

大蒜山楂粥
【改善冠心病、高脂血症】

食材：大蒜30克、陈皮6克、山楂12克、白米1杯

作法：
1. 白米洗净，大蒜去皮。
2. 大蒜、陈皮、山楂放入白米中，加入6杯水，共煮成粥。
3. 早晚温热食用。

药膳小贴士

1. 大蒜能降低血清中的胆固醇、三酸甘油酯，可以预防心血管疾病、动脉硬化。
2. 这道食补适合有高脂血症，包括胆固醇偏高或三酸甘油酯偏高的人食用。

海带黄豆汤
【改善冠心病、高血压、高脂血症】

食材：海带30克、黑木耳15克、陈皮6克、黄豆200克、水适量、盐少许

作法：以上食材共煮成汤，加少许盐调味后即可食用。

药膳小贴士

黄豆在现代药理研究中发现有降低胆固醇之效，亦有助于改善高血压及水肿。

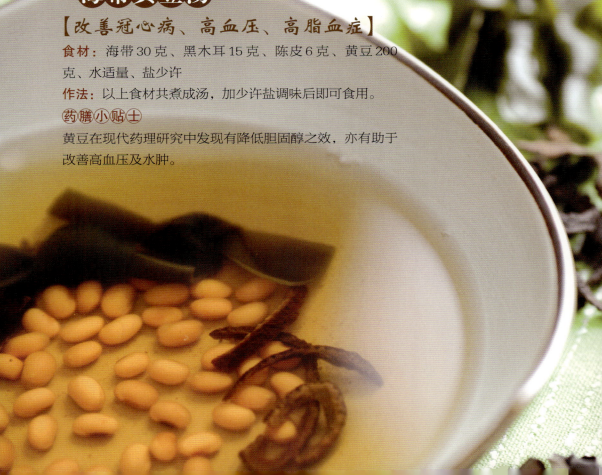

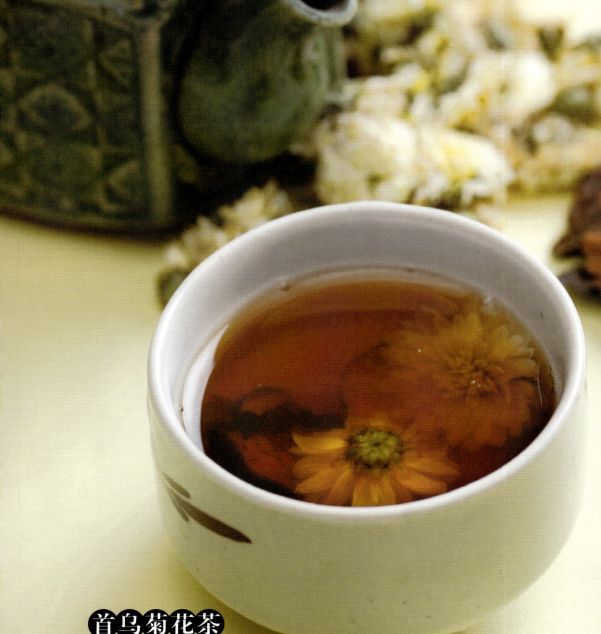

首乌菊花茶

【改善冠心病、高血压】

食材： 制何首乌12克、菊花9克、水100毫升
作法： 制何首乌和菊花加水煮10分钟即可当茶饮用。

药膳小贴士

1. 何首乌有降胆固醇、抗动脉硬化、抗病毒，类似肾上腺皮质激素样的作用。
2. 这道食补尤其适合冠心病、高血压患者有腰酸头晕症状的人饮用。

排尿困难
小便不利

泌尿系统

🍃 饮食原则

- 避免过度摄取精致糖及忌盐，才不会使水分滞留体内。
- 若无特殊病因，则可吃些帮助排尿的食物，如冬瓜、大豆、玉米须、红豆等。
- 尽量避免酒精、辛辣等刺激物；酒精会干扰人体对"锌"的吸收，而锌有助于预防前列腺肿大或前列腺炎。
- 适合的水果：杨桃、猕猴桃、菠萝、椰子、甘蔗、葡萄、西瓜、莲雾。
- 适合吃的蔬菜：小白菜、芹菜、冬瓜、黄瓜、苦瓜、白萝卜、竹笋、慈菇、黄豆芽、豌豆、四季豆、空心菜、苋菜、莴苣。

🍃 中药食疗

冬瓜粥

【利小便、消水肿、清热毒、止烦渴】

食材： 新鲜连皮冬瓜80~100克、白米1杯

作法： ❶将冬瓜洗净，切成小块，同白米煮成稀粥。
❷分早晚2次服食。

药膳小贴士

1. 煮粥时，无须加盐，以免水分滞留于体内不易排出。
2. 冬瓜可利水消肿，对慢性肾炎水肿、肝硬化腹水、脚气浮肿、肥胖有帮助。
3. 这道食补适合有水肿胀满、小便不利症状的人食用，可作为急性或慢性肾炎、水肿、肝硬化腹水、脚气浮肿、肥胖症、暑热烦闷、口干渴、肺热咳嗽、痰喘等症状的辅助食疗。

车前叶粥

【利尿、清热、明目、祛痰】

食材：新鲜车前叶30克（或干品20克）、葱白1段、白米1杯

作法：❶将车前叶洗净切碎，同葱白加水煮汁后去渣。
　　　❷用此药汁煮粥食用，每天分2~3次服用。

药膳小贴士

1. 遗精、遗尿的病人不宜食用，因其有滑利之性。
2. 车前叶（车前草）有利尿的作用，也有清热解毒、消炎止血、止泻的作用。
3. 这道食补适合有小便不利、淋沥涩痛、尿血、水肿、肠炎腹泻等等症状的人食用。

红豆粥

【利小便、通乳汁】

食材：红豆50克、白米1杯、白糖适量

作法：用砂锅将红豆和白米煮烂，最后再加入白糖调味。

1. 红豆可利水消肿，清热解毒，亦可用于通乳。
2. 这道食补适合年老体弱、久病虚衰，或是有水肿、浮肿等症状的人食用。
3. 这道食补亦可改善白带色黄、质黏稠、外阴部瘙痒。

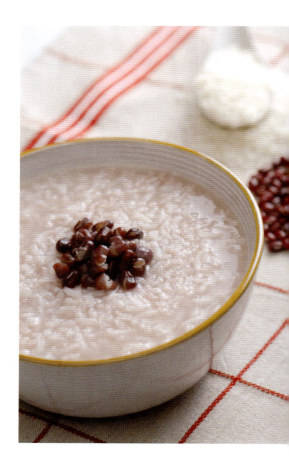

泌尿道感染

泌尿系统

饮食原则

- 饮食宜清淡，忌油腻、辛辣之品。
- 多饮水，不宜饮酒，可饮清茶。
- 适合吃的水果：甘蔗、西瓜、葡萄。
- 适合吃的蔬菜：空心菜、苋菜、莴苣。

中药食疗

绿豆粥

【改善泌尿道感染】

食材：小麦50克（或白米）、通草10克（中药店买）、绿豆50克、水1000毫升

作法：
1. 通草加入1000毫升的水烹煮15分钟，去渣取汁。
2. 将绿豆和小麦加入通草汁，烹煮成粥。
3. 1日内分2~3次食用。

药膳小贴士

通草有利尿清热的作用，除此之外，它还有通乳的作用，所以亦可以作为妇女产后体虚缺乳汁时的辅助食疗药材选择。

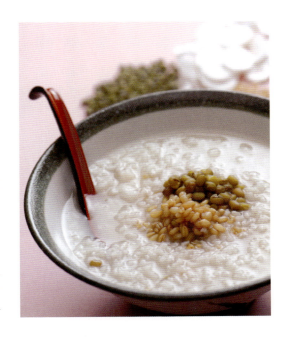

蒲公英二草汤 【改善泌尿道感染】

食材： 蒲公英、车前草、金钱草各30克

作法： ❶将上述材料加入200毫升的水煎煮20分钟。
❷药汁一天内分数次饮用。

药膳小贴士
蒲公英有抗菌健胃的作用，但若用量过大会拉肚子。

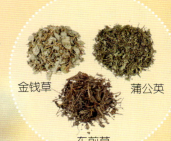

金钱草　蒲公英
车前草

滑石粥

【改善急性尿道感染】

食材：滑石20克、瞿麦10克、米1杯

作法：❶将滑石用布包扎，与瞿麦同入砂锅中煎汁，去渣。

❷取此药汁煮米成粥，即可食用。

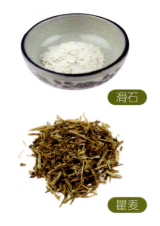

滑石

瞿麦

药膳小贴士

1. 滑石可利尿，清解暑热。
2. 瞿麦可清热利尿，也可通经，所以孕妇忌用。
3. 急性尿道感染症状：排尿疼痛、频尿、下腹痛、小便色黄。

红豆鸡内金粥

【改善泌尿道感染】

食材：红豆30克、鸡内金10克、米1杯

作法：❶红豆与米共煮成粥。

❷将鸡内金磨成粉，加入红豆粥中烹煮3分钟。

❸可当正餐服食。

药膳小贴士

1. 鸡内金是雉科动物家鸡的干燥砂囊内壁，主要功效为运脾清食，固精止遗。
2. 素食者可以用豆包或茯苓代替鸡内金。

糖尿病

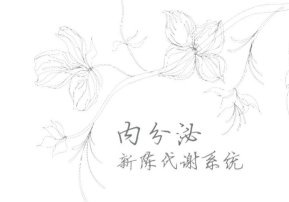

内分泌
新陈代谢系统

🌿 饮食原则

- 平日应多饮用温热开水,避免糖尿病患者体内出现血液浓缩状态。勿长期喝冰水,否则容易造成肠胃机能不佳,对于长期治疗会造成不利的影响。
- 取用食物时需细嚼慢咽:吃东西太快容易造成肠胃负担,胰脏的胰岛素分泌容易失调,对胰脏维持血糖恒定功能会有不利影响。
- 食物烹调忌用烤、炸、油炒:烤、炸、油炒方式的食物容易变质,易增加身体负担,且热量高、难以控制血糖,建议多多采用炖、蒸、水煮的烹调方式。
- 忌食酒类及面食类:酒类容易造成肝脏及胰脏发炎,对糖分在体内的代谢造成干扰。面食类(如面包、馒头、包子、面条、油条、饼干等)容易造成身体内高血糖状态,不利于血糖的控制。
- 太甜的水果,如龙眼、枣子、西瓜、甜瓜等,不宜食用。
- 适合的蔬果:番石榴、柚子、酪梨、番茄、猕猴桃、空心菜、洋葱、南瓜、苦瓜、山药、黄豆芽、香菇、芦笋、蘑菇、茄子等。

🌿 中药食疗

栝楼冬瓜汤

【改善糖尿病症状】

食材: 栝楼根15克、冬瓜60克、盐少许

作法: 栝楼根和冬瓜加水共煮成汤,再加入食盐调味食用。

药膳小贴士

栝楼可润肺化痰,通便。腹泻的人不宜使用。

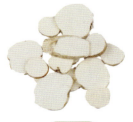

栝楼根

芦根 麦门冬

芦根麦门冬粥

【改善口干喜饮】

食材：芦根、麦门冬各10克，米1杯

作法：❶将芦根、麦门冬加水1000毫升，煮20分钟后去渣取汁。
❷取药汁煮米成粥，一天之内分2~3次服食。

药膳小贴士

1. 芦根可清热生津、除烦止呕、利尿。易腹泻的人不宜使用。
2. 这道食补适合糖尿病患者食用。

五味子炖蛋

【改善糖尿病尿多】

食材：五味子15克、鸡蛋4~6颗

作法：将鸡蛋洗净，同五味子加少量的水放入电饭锅中共炖，煮熟后剥壳食鸡蛋，一天可吃2颗蛋。

药膳小贴士

五味子有兴奋中枢神经系统，镇咳祛痰、抗菌、降肝转胺酶的作用。

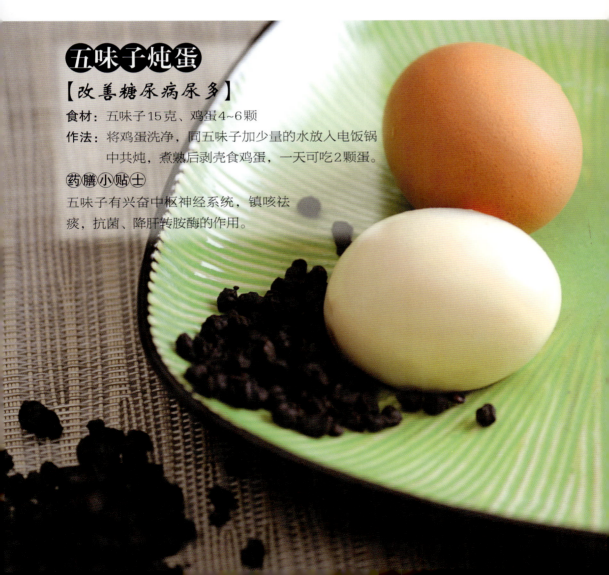

高脂血症

内分泌新陈代谢系统

🌿 饮食原则

- 如果吃肉的话，尽量选用瘦肉：瘦肉旁附着之油脂及皮层应全部切除。要注意的是，瘦肉中还是含有一些肉眼看不见的油脂，选择瘦肉时应按脂肪含量多寡依次选用，脂肪由少至多依次为：去皮鸡肉、鱼肉（不含鱼腹肉）、去皮鸭肉、牛肉、羊肉、猪肉。
- 烹调时应多利用清蒸、水煮、清炖、烤、卤、凉拌等各种不必加油的烹调方法，并可多利用刺激性较低的调味品（如糖、醋、花椒、八角、五香、番茄酱、葱、蒜）或芶芡，以补充低油烹调的缺点并可以促进食欲。
- 禁用油炸方式烹调食物，如果想用煎、炒等方式料理食物，以选用少量的植物油为宜。此外，肉类在卤、炖汤时，应于冷藏后将上层油脂去除，再加热食用。
- 如在外用餐，应尽量选择清炖、凉拌的食品。
- 食物的选择要均衡，以充分供给各类的营养素，可增加五谷根茎类、水果类、脱脂奶粉等食物，以补充因脂肪受限制而减少的热量。
- 不必禁吃蛋黄，但一周最好不要超过三个。
- 摄取豆类，例如四季豆、扁豆、肾豆、大豆、米豆、斑豆等，可有效降低胆固醇。
- 摄取燕麦、玉米糠可有效降低胆固醇。
- 烟碱酸、维生素C、维生素E及钙可以降低胆固醇含量。
- 茶里的鞣酸有助于控制胆固醇。
- 减少咖啡摄取量。
- 摄食较多粗纤维，可增加胆固醇的排泄。
- 适合吃的蔬菜：大蒜、黄花菜、黄瓜、绿豆芽、茄子、香菇、木耳、海带、紫菜、金针菇、竹笙、芦笋、洋葱、玉米、胡萝卜。

中药食疗

洋葱炒红萝卜
【预防高脂血症】

食材：洋葱120克，红萝卜60克，盐、酱油、醋、白糖各适量

作法：
1. 将洋葱、红萝卜切成丝后，以油锅炒熟。
2. 加入适量的调味料后，即可食用。
3. 搭配正餐酌量食用。

药膳小贴士

1. 洋葱对高血压有帮助，能预防心肌梗死，保护心脏，此外，洋葱亦有降血脂的功效。
2. 胡萝卜有健脾润肠、补肝明目之效，此外其所含之皮素等成分，有降低血脂、降压之作用。

何首乌粥
【帮助降血脂、降血压】

食材：何首乌粉20~30克、红枣5颗、米1杯、白糖适量

作法：
1. 将米、红枣、白糖，加6杯水煮成稀粥。
2. 再放入何首乌粉，轻轻搅匀，用文火烧至数滚，见粥汤黏稠，便可停火，盖上盖子焖5分钟即可。
3. 每天早晚温热服用。

药膳小贴士

何首乌有降胆固醇、抗动脉硬化、强化心脏（尤其是疲劳的心脏）、抗病毒的作用。但腹泻的人不宜食用。

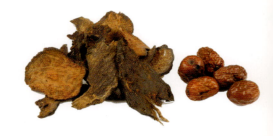

荷叶粥

【增加食欲】

食材：鲜荷叶1张、白米1杯、冰糖适量

作法：
1. 将荷叶切细，以1000毫升水煮15分钟后去渣。
2. 取药汁加入白米、冰糖同煮成稀粥。
3. 一天分2次食用，尤其适合夏日时节食用。

药膳小贴士

这道食补气味清香，适合有老年性高血压、高脂血症的人食用。

荷叶山楂饮

【改善高脂血症】

食材：荷叶1张、山楂粉10克

作法：上述食材加500毫升水煎煮10分钟后，一天分数次当饮料饮用。

药膳小贴士

1. 山楂适用于高血压、冠心病、心绞痛及高脂血症。但胃酸过多及胃溃疡患者须慎用。
2. 这道食补适合单纯性肥胖的人饮用。

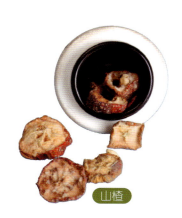
山楂

肝炎

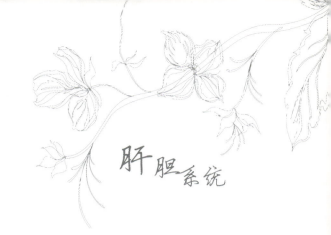

肝胆系统

🍃 饮食原则

- ●均衡营养：一般以高热量、高蛋白质、高维生素、低脂肪为原则。发病初期以少油为主，糖量可适当增加，但不宜过多；恢复期可增加蛋白质食品，肥胖者需注意控制油脂和糖分摄取。
- ●少食油腻：肝病患者因胆汁分泌障碍，对油脂类及脂溶性维生素的吸收不良，所以不能过食油腻。
- ●少量多餐：肝病病人消化吸收功能较弱，少量多餐，可减轻腹胀、恶心等肠胃道症状，也可减低肝脏负担，有利于肝细胞恢复。
- ●适宜食物：清炖且易吸收之食品与新鲜蔬果，如：猪肚、瘦肉、蛤蜊、牛乳、鸡蛋、李子、红枣、梨子、小白菜、黄瓜、茄子、金针菇、黄花菜、玉米、冬瓜等。
- ●禁忌食物：火爆油炸物（香肠、腊肉、油条）；易腐败之海产类（虾、蟹）；刺激性饮料（咖啡、可乐、浓茶），化学合成物（食品罐头）；多油腻食物（肥肉、动物皮）。
- ●烹调食物：烹调食物不宜过咸，尤其肝硬化、腹水的患者应以低盐食物为主。
- ●患者常自行购买以保肝及提升人体免疫力的药品，其品质好坏相差悬殊，且有其特殊的适应条件，故需遵照医师指示服用。

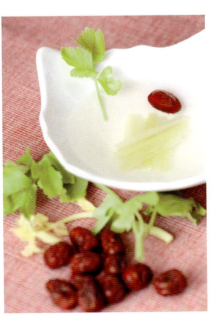

中药食疗

西瓜皮红豆汤

【适用于急性黄疸型肝炎】

食材：西瓜皮50克、红豆50克、白茅根50克（中药店买）

作法：上述材料加入2000毫升的水煎煮30分钟后饮用。

药膳小贴士

1. 红豆可利水，清热解毒。
2. 白茅根用于热病烦渴、吐血、尿血、水肿、黄疸及热性咳喘。

花菜泥鳅汤

【适用于急性黄疸型肝炎、慢性肝炎急性发作】

食材：黄花菜30克、泥鳅100克

作法：将上述材料加入少许调味料，同煮成汤即可食用。

药膳小贴士

1. 泥鳅有补中气、止腹泻、除黄疸的功效。
2. 这道食补适合肝炎急性发作、胆红素升高，以及见目黄、身黄、尿赤的人搭配食用。
3. 素食者可用茵陈代替泥鳅。

清蒸甲鱼

【改善肝病体弱】

食材：甲鱼1只（重200~300克）、生姜3片、盐少许、黄酒适量

作法：
① 将甲鱼先用开水泡擦去膜，剖腹后留肝及腹蛋，接着除去肠子、洗净滤干。
② 将甲鱼盖放在瓷盘中，放入生姜片，洒上少许盐、淋上黄酒后，隔水蒸30~40分钟，取出熟食，可佐餐。
③ 素食者去黄酒并用素肉或豆腐代替甲鱼，亦有同样功效。

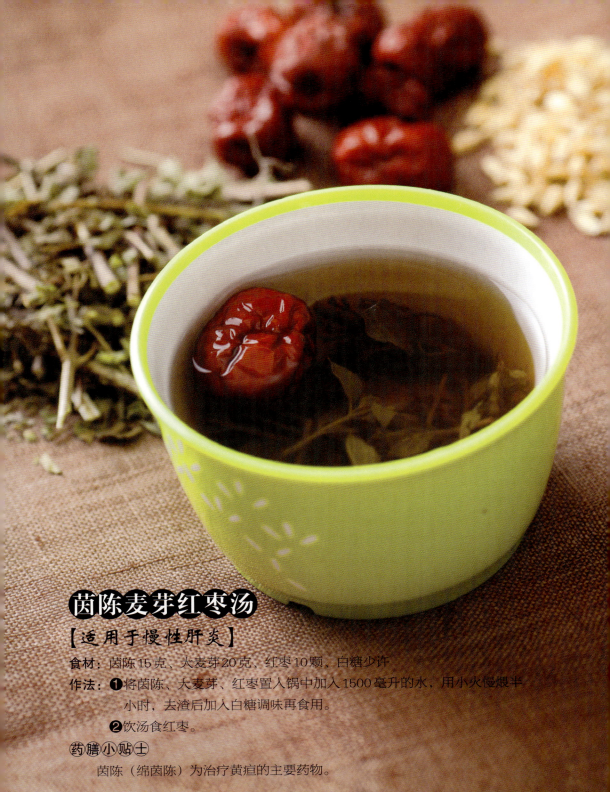

茵陈麦芽红枣汤

【适用于慢性肝炎】

食材：茵陈15克、大麦芽20克、红枣10颗、白糖少许

作法：❶将茵陈、大麦芽、红枣置入锅中加入1500毫升的水，用小火慢煨半小时，去渣后加入白糖调味再食用。

❷饮汤食红枣。

药膳小贴士

茵陈（绵茵陈）为治疗黄疸的主要药物。

月经失调

妇科疾病

🌿 饮食原则

- 少吃咸的东西，且不宜多摄取精致糖、咖啡、巧克力、油脂等食物。
- 不要食用辛辣、生冷的食物。
- 适合的水果：梅子、苹果、西瓜子。
- 适合吃的蔬菜：发菜、黑木耳。

中药食疗

艾叶母鸡

【改善经期不正常】

食材： 艾叶15克、老母鸡1只、酒50毫升

作法： 将老母鸡去毛及内脏，于腹中置入艾叶，加酒、水各50毫升，隔水蒸熟后，饮汤食肉。

药膳小贴士

1. 艾叶用于腹中冷痛、经寒月经不调、子宫虚寒不孕等症状，亦常用于妇产止血安胎。
2. 素食者可用素鸡替代老母鸡。
3. 这道食补适合有月经滴答不止症状、经来时间拖很长，导致日久身体虚弱的人食用。

艾叶

红糖鸡蛋

【改善妇女血虚、月经不调】

食材：红糖100克、熟鸡蛋（剥壳去蛋膜）2颗

作法：❶将红糖及熟鸡蛋一同放入水中，待烹煮10分钟后蛋熟，食用鸡蛋。
❷此药膳用于经期结束后服食。

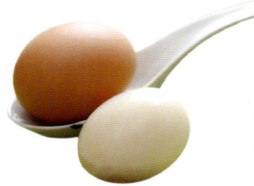

药膳小贴士

红糖甘温，可改善体虚腹痛、呕吐反胃、寒凝痛经。

山楂粥

【改善月经逾时不来、痛经】

食材：山楂30克、白米1杯、砂糖少许

作法：❶将山楂煎煮成药汁。
❷山楂汁加入白米、砂糖，共煮成粥。

痛经

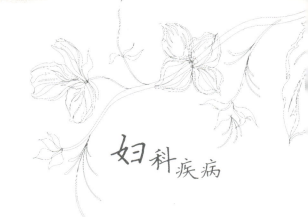

妇科疾病

🍃 饮食原则

- 经前及经期不要吃生冷的食物,也不要吃冰。
- 避免咖啡因,因此咖啡、茶、可乐等饮料最好少喝。
- 禁酒,特别是容易出现水肿的女性。
- 适合的蔬果:荔枝、龙眼、榴莲、西番莲、红枣、葱白、黑木耳、生姜。

🍃 中药食疗

当归生姜羊肉汤
【适用于气血不足型的痛经】

食材:当归15克、羊肉120克、生姜30克、红枣5枚、枸杞子9克、盐少许
作法:将上述食材加水同炖半小时,最后再加入盐调味后即可食用。

药膳小贴士

1. 当归可补血活血、调经止痛、润肠通便;素食者可将羊肉改素羊肉。
2. 这道食补适合原本体质较为虚弱、身体瘦弱、体力差、容易头晕的人食用。

生姜红糖茶
【改善痛经属虚寒证者或妊娠呕吐】

食材:生姜3片、红糖适量
作法:将上述食材用开水冲泡,当茶饮用。

佛手姜汤

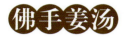

食材： 佛手10克、生姜6克、白砂糖少许

作法： 将佛手、生姜加入500毫升的水煎煮10分钟后去渣，再加入白砂糖，温服，一天分数次饮用。

药膳小贴士

1. 生姜可改善风寒感冒，可发汗祛风、促进血液循环，可温胃，可强筋骨，祛风寒湿邪。
2. 痛经症状：疼痛部位在下腹部或下腹部的两侧，有时甚至会伴随乳房胀痛。

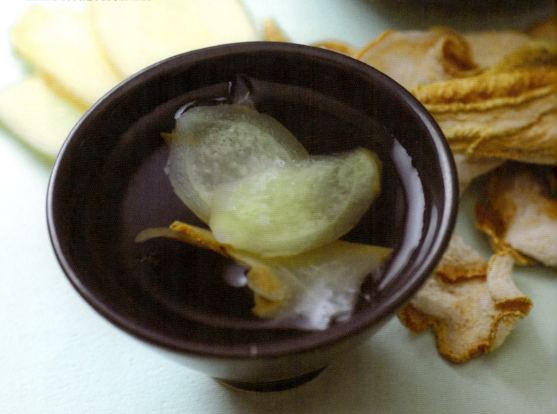

白带

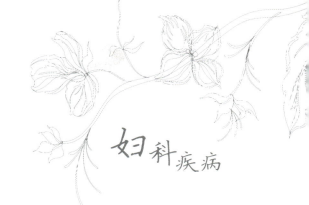

妇科疾病

🌿 饮食原则

- 忌任何冰品、冰凉饮料。
- 忌食的水果：冷性水果如西瓜、哈密瓜、香瓜、水梨、西柚、柚子、椰子、橘子、硬柿子、山竹、番茄等。
- 忌食的蔬菜：性较冷蔬菜如白萝卜、大白菜、绿豆、苦瓜、黄瓜、丝瓜、冬瓜等等。
- 忌辛辣物：辣椒、胡椒、花椒、八角、大蒜、香菜、葱、沙茶酱。
- 忌燥热物及煎炸食物：茴香、肉桂、羊肉、炒花生、炸鸡。
- 忌刺激性食物：腌渍品、咖啡、咖喱。
- 忌烟酒及含酒食品：人参酒、鹿茸酒等，食后会加重炎症充血。
- 脾虚型适合的水果：龙眼肉、荔枝、红枣。
- 适合吃的蔬菜：脾虚型的白带为韭菜、莲子；湿热型的白带为洋葱。

🌿 中药食疗

白果莲子炖乌骨鸡【改善白带】

食材： 白果9克、莲子15克、糯米15克、胡椒3克、乌骨鸡（或素鸡）1只

作法： 将上述食材一同装入鸡腹，加入2000毫升的水炖煮30分钟即完成，注意须空腹食用。

药膳小贴士

1. 白果可用于久咳，气喘，白带，小便频尿等症。但白果有小毒，不可吃太多，也不可长期食用，小儿多食易中毒。
2. 这道食补适合白带色白质稀如水，身体较虚寒（平时比较怕冷或手脚冰冷，容易头晕、疲劳）的人食用。

芡实山药排骨汤【改善白带】

食材：淮山药9克、芡实6克、莲子12克、红枣5枚、排骨10小块
作法：将上述食材加1500毫升水煮熟后食用。

药膳小贴士

1. 芡实有收敛,滋养,强壮的作用,为收敛性强壮中药,用途似莲子和淮山药。
2. 素食者可用素肉替代排骨。
3. 这道食补适合白带色白,质稀如水的人食用。

银花红糖茶

【改善白带色黄】

食材：银花10克、红糖适量
作法：上述所有材料用热开水冲泡饮用。

药膳小贴士

1. 银花（金银花）有抗菌、抗病毒、抗真菌、收敛、利尿的作用,对于感染性阴道炎有帮助。
2. 改善白带色黄、质黏稠、外阴部瘙痒。

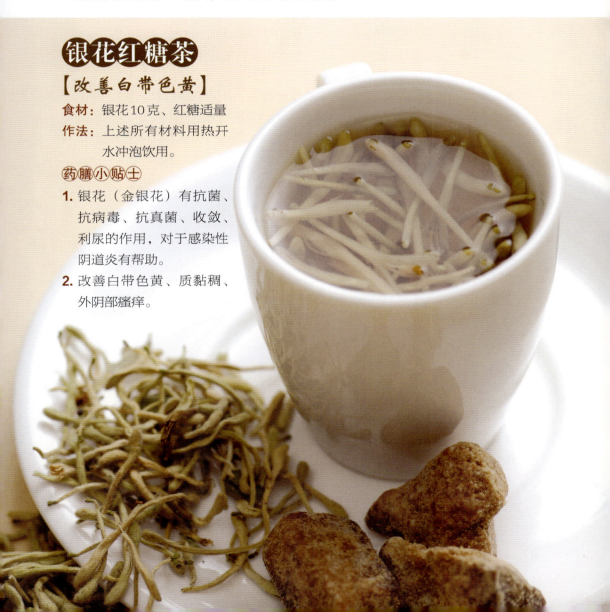

妊娠呕吐

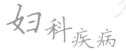
妇科疾病

饮食原则

- 不宜多摄取辛辣、煎炸食品,如辣椒、胡椒、茴香、花椒、洋葱、油条等,以免刺激肠胃,引发呕吐。此外,也注意少闻油烟、鱼腥、酸臭味。
- 可依怀孕时的口味偏好,选择自己喜欢的食物来进食。
- 喝清澈的液体,如肉汤、开水、果汁。
- 睡前吃点东西,可避免早上起床时血糖过低,同时可避免胃灼热感。
- 适合的蔬果:柚子、苹果、甘蔗、杧果、柠檬、西瓜、生姜、莲藕。

中药食疗

韭菜生姜汁

【改善妊娠呕吐】

食材: 韭菜汁20毫升、生姜汁3毫升、糖适量

作法: 将韭菜加水煮10分钟,滤去韭菜。取汁,混合生姜汁加糖饮用。

药膳小贴士

韭菜具有特殊的辛甘香味,可开胃、增进食欲。

扁豆汁

【改善妊娠呕吐】

食材: 白扁豆10克(中药店买)、砂仁粉1.5克(中药店买)

作法: 将白扁豆加入500毫升的水煮15分钟后备用,饮用时再加砂仁粉拌匀。

药膳小贴士

扁豆用于脾胃虚弱,暑湿,呕吐,腹泻,也可解酒毒。

香菜砂仁饮

【改善妊娠呕吐】

食材： 香菜9克、砂仁6克

作法： ❶将香菜洗净，与砂仁放入碗中，冲入热开水。
❷先闻其味，当能耐受其味时，再饮其汤。

药膳小贴士

香菜可补虚健胃，改善纳食少味。可作配料，去腥臭、增香气。

产后乳少 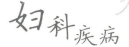妇科疾病

🌿 饮食原则

- 多摄取产后适宜的食品。
  蔬菜：红萝卜、卷心菜、空心菜、茼蒿、菠菜、芹菜、红菜、红苋菜、地瓜叶、莴苣、冬瓜、丝瓜、豌豆。
  水果：苹果、番石榴、葡萄、木瓜、草莓、樱桃、水蜜桃、柳橙。
  蛋白质：温牛奶、鸡肉、鸡蛋、鱼类、猪肚、猪肝、腰子、红蚵、牡蛎。
- 饮食宜淡不宜咸，忌辛辣酸味以防耗血。
- 不可因为怕产后身材变形而不敢喝水，水分不足也会影响乳汁的分泌。
- 多进食稀软多汁的食品，可多喝香菇素鸡汤、鱼汤、鸡汤等营养汤饮，增加乳汁的分泌。
- 可于正餐外给予点心。
- 不可吃韭菜，韭菜会退乳。

中药食疗

蘑菇猪肉汤

【健脾开胃、适用于产后乳少】

食材：鲜蘑菇100克、瘦猪肉100克、盐少许

作法：❶ 将蘑菇、瘦猪肉切片。
❷ 油锅加热翻炒蘑菇、猪肉至肉色变白，再加入1000毫升的水煮熟，最后加盐调味，即可食用。

药膳小贴士

1. 蘑菇可益肠胃，对脾胃虚弱、饮食不佳及十二指肠溃疡有帮助。
2. 素食者可用素肉替代瘦猪肉。

麦芽青皮饮

【改善产后乳少】

食材：生麦芽30克、青皮10克

作法：上述材料加入500毫升的水，煎煮10分钟后，再焖10分钟，当茶水饮用。

药膳小贴士

1. 不是用炒麦芽，炒麦芽是用来退乳的。
2. 本食补适用于产后乳少，乳胀却乳汁不畅（平常容易情志不畅的人，易有乳胀却乳汁不畅的情形）。

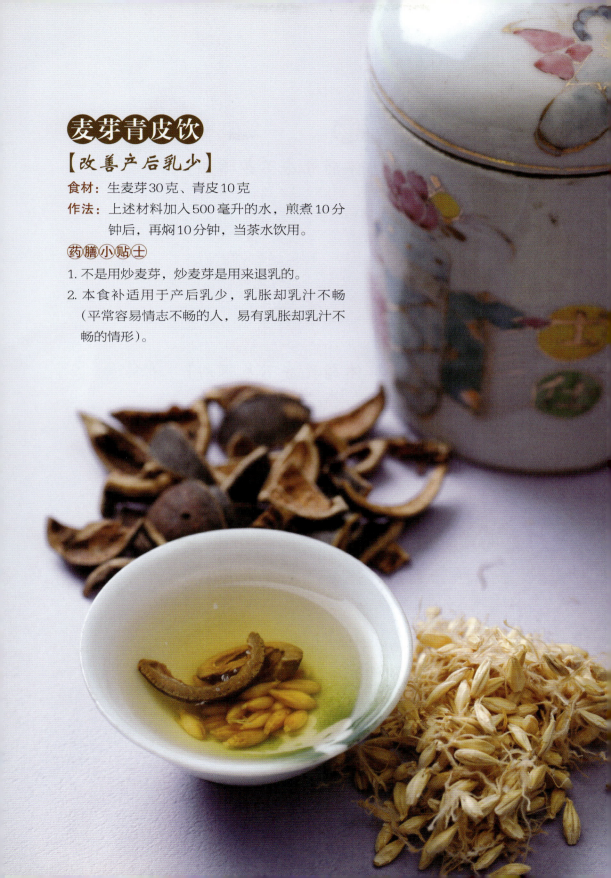

当归黄芪猪蹄汤

【改善产后乳少、体弱乳房不易胀奶】

食材： 猪蹄1对、当归15克、黄芪30克、黑豆20克
作法： 将上述材料加入2000毫升的水炖汤。

药膳小贴士

1. 黑豆（黑大豆）有活血、利水、祛风、解药毒的作用。
2. 素食者可用魔芋替代猪蹄。

羊肉粥

【改善产后乳少、体弱乳房不易胀奶】

食材： 羊肉100克，白米1杯，葱、盐、苦茶油皆少许
作法： 将羊肉切条，用苦茶油炒过，再与白米加水共煮粥，最后放入葱、盐调味即可食用。

药膳小贴士

素食者可用素羊肉或香菇替代羊肉。

黄芪猪肝汤

【改善产后乳少、体弱、乳汁产量不足】

食材： 黄芪60克、猪肝500克、红枣5枚、枸杞9克、盐少许
作法： ❶猪肝切片。
❷上述食材加入适量的水，共煮成汤。

药膳小贴士

1. 猪肝养肝益血，可改善血虚面色萎黄、眩晕、月经不调及眼睛模糊。
2. 素食者可用黑木耳或红苋菜替代猪肝。

小儿遗尿

儿科杂症

🍃 饮食原则

- 少吃寒性食物,如冬瓜、西瓜、丝瓜、黄豆芽、绿豆芽、白菜、白萝卜及寒性水果,因为寒性水果有利尿的作用。
- 睡前不要喝太多水。
- 适合的水果:荔枝。
- 适合的蔬菜:山药、韭菜。

🍃 中药食疗

黄芪母鸡粥

【改善小儿遗尿】

食材:母鸡1只、白米2杯、黄芪30克、熟地黄15克、盐少许

作法:❶将母鸡去毛及内脏后,于腹中放入黄芪、熟地黄后煮烂。
❷去除药材、鸡骨后,母鸡肉加米共煮成粥,加盐调味后食用。

药膳小贴士

1. 熟地黄可滋阴养血、温补肝肾。
2. 黄芪可补气血阳,改善中气下陷。
3. 素食者可用素鸡替代母鸡。

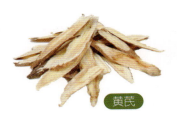
黄芪

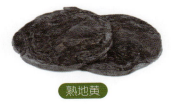
熟地黄

荔枝桂圆汤

【改善小儿遗尿、强化呼吸及肠胃系统】

食材： 荔枝（鲜品或干品皆可）10颗、桂圆（龙眼肉）10颗
作法： 上述食材用500毫升水煮15分钟后即可饮用。

药膳小贴士

荔枝可以改善小儿尿床，但小孩子不可吃太多荔枝，因为小孩子肝脏中的转化酶较少，荔枝中的果糖会转化不及成葡萄糖。

参芪鸡内金汤

【改善小儿遗尿、强化呼吸及肠胃系统】

食材： 党参、黄芪、鸡内金、桑螵蛸各10克
作法： 上述食材用500毫升水煮20分钟，去渣后饮用。

药膳小贴士

1. 螵蛸有益肾、缩小便的作用，但泌尿道感染者不宜食用。
2. 素食者可以豆包、茯苓或砂仁代替鸡内金。
3. 素食者可以核桃代替桑螵蛸。

小儿疳积 营养不良

儿科杂症

🍃 饮食原则

- 饮食定时定量，摄取多种营养食材，并尽量选择新鲜食物。
- 避免摄取过多零食、甜品及饮料。
- 尽量吃新鲜食物。
- 若小孩食量小，则建议少量多餐，先少量进食，等胃口好一点再多吃一点。
- 少吃寒凉、冰冷食物：任何冰品、西瓜、香瓜、哈密瓜、水梨、西柚、柚子、橘子、硬柿子、山竹、绿豆、白萝卜、大白菜、苦瓜、小黄瓜、丝瓜、冬瓜、番茄、可乐、汽水。
- 少吃辛辣、燥热、烧烤、油炸物等食物：辣椒、大蒜、香菜、老姜、葱、沙茶酱、茴香、韭菜、肉桂、羊肉、龙眼、荔枝、榴莲、腌渍品、咖喱、咖啡、巧克力。
- 可多食清淡甘平易吸收食物：番石榴、苹果、葡萄、柳橙、木瓜、枇杷、空心菜、菠菜、红萝卜、茼蒿、花菜、卷心菜、山药、香菇、金针菇、鸡肉、鱼肉、猪肉、排骨、猪小肠、鸡蛋、牛奶、豆浆、米饭。
- 饮食以清淡易消化为主，避免过冷、过热、刺激性、太甜、太油腻、难消化之食物。

🍃 中药食疗

鸡内金鳝鱼

【帮助消化、改善小儿疳积、增加小儿体重】

食材： 鸡内金6克、鳝鱼1尾、生姜3片、盐少许

作法： 将鳝鱼去除内脏，与鸡内金、生姜加1000毫升水煮，再用适量的盐调味，即可食用（可以只喝汤）。

药膳小贴士

1. 鸡内金用于食积不消、消化不良、呕吐腹泻、小儿疳积、遗尿、遗精、泌尿系统结石、胆结石等症。
2. 素食者可用麦芽或素鱼替代鳝鱼。
3. 素食者可用豆包、茯苓或砂仁替代鸡内金。

羊肉山药粥

【改善小儿疳积、胃口不开、发育迟缓、气血不足】

食材：羊肉（或素羊肉）500克、山药500克、白米2杯、盐少许
作法：将上述食材共煮成粥。

药膳小贴士

气血不足者的症状：苍白、羸瘦、四肢不温、睡眠露睛、腹部凹陷、食欲差、大便软泻。

参芪鸡肉汤

【改善小儿疳积、胃口不开、发育迟缓、气血不足】

食材：党参10克、黄芪10克、白术10克、炙甘草3克、鸡肉1只（或素鸡）、盐少许
作法：上述中药材同置于电饭锅中加1500毫升水炖至熟烂后即可食用。

山药薏仁粥

【帮助肠胃吸收、改善小儿疳积】

食材：山药30~60克、薏仁30克、糯米1杯
作法：❶山药、薏仁分别炒香研末后，加入糯米共煮成粥。
　　　　❷薏仁先浸过，山药、薏仁与糯米共煮成粥，即可食用。

药膳小贴士

山药可健脾开胃、补气养阴、止腹泻。便秘者不宜多食。

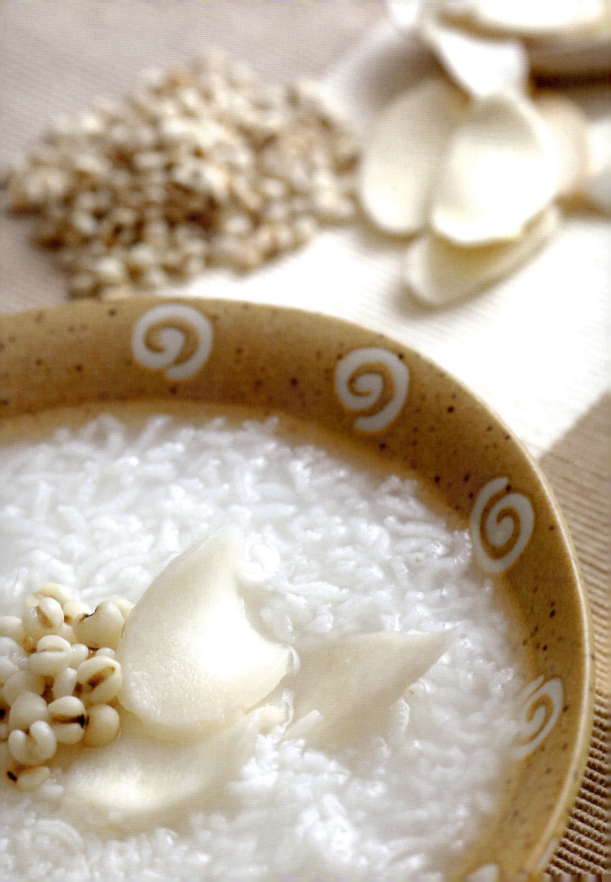

青春痘

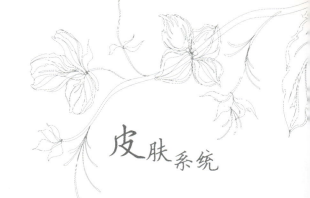

皮肤系统

🌿 饮食原则

- 饮食原则应以口味清淡为主，以低盐、低脂、低糖较为适合，烹饪以清蒸、水煮、清炒为主，选择新鲜蔬果食用。
- 不宜多吃糖类食物，过量摄取精糖类，会使人体免疫力下降，容易造成伤口细菌感染的问题。
- 多饮水，保持大便通畅。
- 辛辣物、油炸品、烟酒、咖啡、巧克力、花生米、饮料、罐头食品要少吃。
- 肥猪肉、肥羊肉等肥腻食物要少吃，也要少吃发物，如虾、蟹、猪头、酒、葱、韭菜。
- 温热性水果，如荔枝、龙眼、榴莲等不适合多吃。
- 辛辣性蔬菜，如葱、韭菜、姜、蒜、辣椒等不适合多吃。

🌿 中药食疗

苏子麻仁粥

【改善青春痘】

食材：紫苏子6克、麻仁3克、柏子仁6克、白米1杯

作法：❶紫苏子、麻仁、柏子仁压烂后加1000毫升水煮15分钟，滤药渣取汁。
❷药汁加入白米煮成粥食用。

药膳小贴士

紫苏子有消痰、润肺、软便的功效。

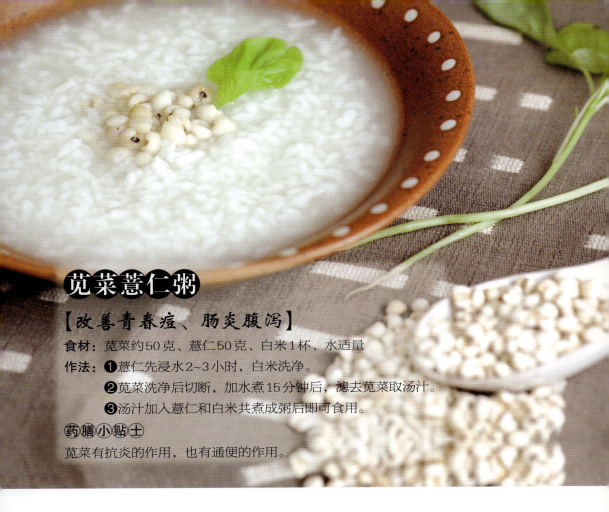

苋菜薏仁粥

【改善青春痘、肠炎腹泻】

食材：苋菜约50克、薏仁50克、白米1杯、水适量

作法：❶薏仁先浸水2~3小时，白米洗净。
❷苋菜洗净后切断，加水煮15分钟后，滤去苋菜取汤汁。
❸汤汁加入薏仁和白米共煮成粥后即可食用。

药膳小贴士

苋菜有抗炎的作用，也有通便的作用。

菊花决明子茶

【清肝明目、改善青春痘】

食材：菊花5朵、决明子3克、热开水500毫升

作法：菊花和决明子用热开水浸泡后即可饮用。

药膳小贴士

1. 菊花（杭菊花）有消炎、利尿、抗菌的作用。
2. 决明子可改善头痛、眼睛红赤、便秘，血压偏低者忌用。
3. 这道食补适合青春痘伴有火气大、口干、便秘的人，以及有肝火而眼睛红、眼睛刺痛、易有眼屎的人饮用。

湿疹

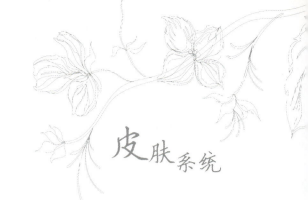

皮肤系统

🌿 饮食原则

- 冰冷食物少吃，如饮料、西瓜、哈密瓜、生菜沙拉、冰品等。
- 腥味食物少吃，如鱼类、海鲜、贝壳类、肥肉等。
- 易引发过敏的食物少吃，如杧果、竹笋、鸭肉等。
- 刺激性食物少吃，如酒、辣椒等。
- 补药少吃，如四物汤、十全大补汤、羊肉汤锅等。
- 避免吃太饱。
- 烹煮食物时，调味料不可加太多，以免加重湿疹的病情。
- 辛辣性蔬菜，如葱、韭菜、姜、蒜、辣椒等不适合多吃。
- 适合吃的蔬菜有丝瓜、鲜莲藕、黄瓜、冬瓜、筊白笋。

🌿 中药食疗

白术茯苓粥

【健脾利湿、调理肠胃、改善湿疹、慢性腹泻】

食材：白术10克、茯苓10克、白米1杯、冰糖适量

作法：❶白术和茯苓加入1000毫升水，煮20分钟，去渣取药汁。
❷药汁加入白米煮成粥，加入白糖调味后即可食用。

药膳小贴士

1. 白术可健胃、利尿、镇静、保护肝脏。
2. 茯苓有健脾、利尿、增强免疫、抗肿瘤、镇静、抗菌的作用。
3. 这道食补适合有妇女白带的人食用（白带色白，身倦疲劳，食欲不佳）。

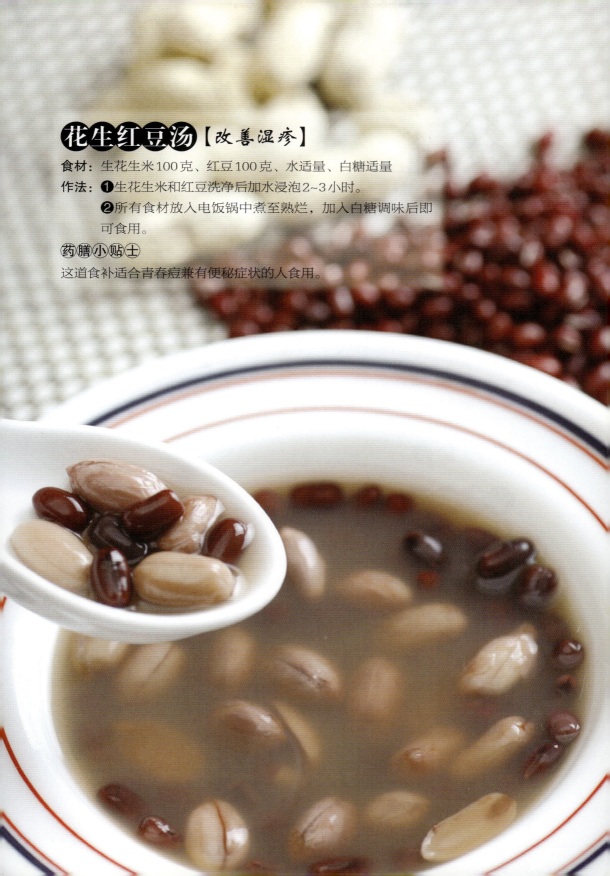

花生红豆汤【改善湿疹】

食材： 生花生米100克、红豆100克、水适量、白糖适量

作法： ❶生花生米和红豆洗净后加水浸泡2~3小时。
❷所有食材放入电饭锅中煮至熟烂，加入白糖调味后即可食用。

药膳小贴士
这道食补适合青春痘兼有便秘症状的人食用。

贫血

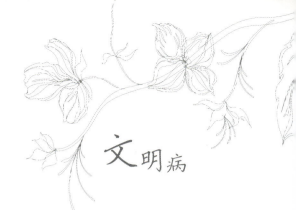

文明病

🍃 饮食原则

- 首先要注意饮食的补益作用，进食富于营养而又易于消化的食物，有利于气血的化生。阳虚患者（寒性体质）忌食寒凉类食物，宜温补类食物，如鸡肉、鱼肉、猪肉、排骨、猪小肠、鸡蛋、牛奶、豆浆；阴虚患者（虚热性体质）忌食燥热类食物，宜淡薄滋润类食物，如木耳、灵芝、鸡爪、猪脚筋。
- 不要摄取太多含咖啡因的食物，酒也要少喝。
- 适合的水果：龙眼肉、樱桃、桑葚、红枣、桃子、葡萄。
- 可多食用含有丰富铁质的菠菜、红苋菜、黄花菜、木耳、芝麻、莲子等食物。

🍃 中药食疗

党参鸡汤

【补气血、改善贫血】

食材：党参25克、当归12克、鸡1只（或适量素鸡）
作法：将上述材料加水用电饭锅炖煮即可食用。

荔枝红枣汤

【补气血、改善贫血】

食材：荔枝干15克、红枣30克
作法：将上述材料加1000毫升水煮汤食用。

药膳小贴士
荔枝可养肝补血，但热性体质的人不宜多食。

猪肝菠菜汤

【补气血、改善贫血】

食材： 猪肝1只，菠菜1把，生姜丝、盐各少许

作法： 将猪肝切片，水滚后放入煮汤，之后加入菠菜、生姜丝及少许盐调味。

药膳小贴士

1. 菠菜含铁量丰富，可改善贫血。
2. 素食者可用黑木耳替代猪肝。

何首乌粥

【补气血、改善贫血、长期失眠】

食材： 制何首乌30克、白米1杯、红枣3~5颗、红糖适量

作法： ❶将制何首乌煎煮后取药汁。
❷药汁加入白米、红枣共煮成粥，最后再加入红糖调味，即可食用。

药膳小贴士

本道食疗适合贫血、平时容易腰酸者食用，本方亦可乌须发。

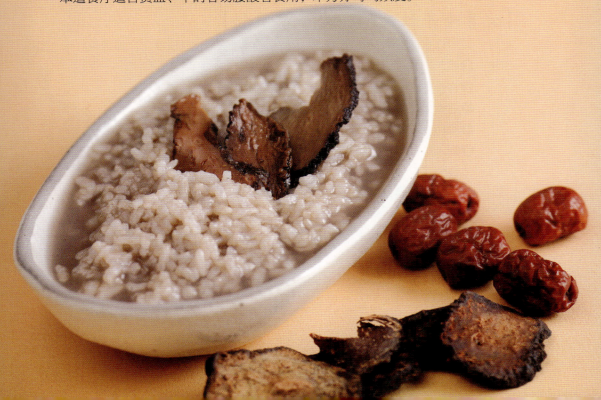

失眠

文明病

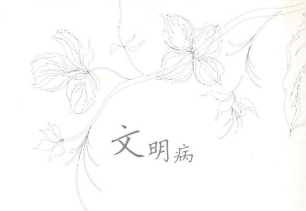

🌱 饮食原则

- 睡前不宜喝浓茶、咖啡，不宜用烟酒。
- 就寝前避免吃太饱或油腻食物，也不可食用刺激性食物。
- 可于睡前饮用少许热牛奶。
- 适合的水果：龙眼、桑葚、红枣。
- 适合吃的蔬菜：黄花菜、莲子

🌱 中药食疗

三仁芝麻蜜

【改善老年性失眠、老年性便秘】

食材：酸枣仁60克、柏子仁60克、火麻仁30克、黑芝麻500克、蜂蜜500克

作法：
1. 黑芝麻先稍炒过。
2. 将酸枣仁、柏子仁、火麻仁加水煎煮成药汁。
3. 煎煮2次后，将两次的药汁混合。
4. 将药汁和蜂蜜倒入砂锅中，以小火烧开。
5. 倒入炒好的黑芝麻，用筷子不停地搅拌，至糊状后离火，等冷却后再装瓶。
6. 以开水冲服，将芝麻咀嚼吞下。

药膳小贴士

酸枣仁为治疗虚烦不眠的常用药。

百合柏子仁汤

【改善失眠、思虑过多】

食材：鲜百合50克（或干百合20克）、柏子仁10克、蜂蜜1匙

作法：百合、柏子仁加水1000毫升后烹煮20~30分钟，去柏子仁渣，再加入蜂蜜1匙，当点心吃。

药膳小贴士

柏子仁用于惊悸失眠，健忘，体虚多汗，便秘等症，为性质平和的安神药，在镇静的同时又兼有一定补性。

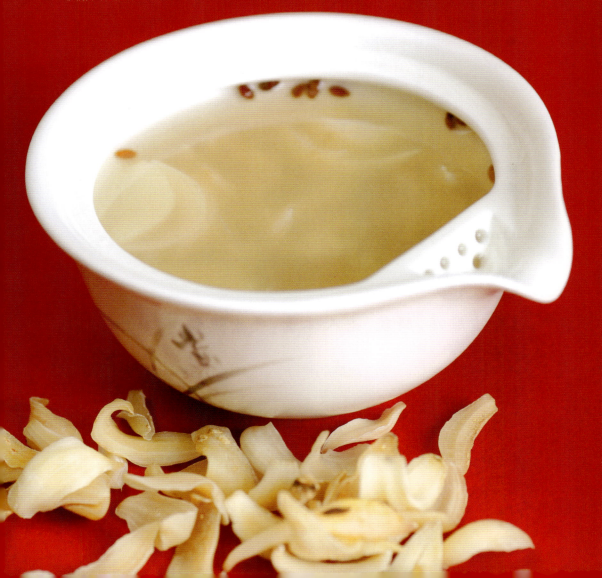

筋骨酸痛 文明病

🌿 饮食原则

- 避免摄取刺激性及辛辣之食物，如咖啡、浓茶、巧克力、辣椒、芥末、花椒、大蒜、葱等。此外，应减少高热量、饱和脂肪与高糖类的食物，多摄取饱和脂肪含量低，不含胆固醇的大豆蛋白。也应减少盐分的摄取。
- 含钙量高的食物应适当补充：
  1. 乳制品如牛奶、乳酪为钙质的良好来源，每天应适量摄取。
  2. 小鱼干、发菜、芝麻、紫菜、小鱼、海带、虾米、干虾仁及深绿色蔬菜。
  3. 自饮食中摄取适量的维生素D；维生素D可帮助钙的吸收，缺维生素D，也可能引起骨质疏松症。此外，每日也需适当地晒太阳，因日光中的紫外线会使食物中维生素D的前驱物转变为身体可利用的维生素D。
- 适合的水果：樱桃、葡萄、荔枝、桑葚。
- 适合吃的蔬菜：韭菜、生姜、莲子、菱角。

🌿 中药食疗

核桃仁

【肾虚腰痛、腿软、老人体虚、气虚便秘(习惯性便秘)】

食材：核桃仁（即市售的核桃）
作法：单吃核桃仁，一天3颗要咀嚼百下，先咽口水，再徐徐吞下。

药膳小贴士

1. 核桃仁（核桃）用于肾虚的骨弱腰痛，另外对于虚寒性喘促、咳嗽亦有帮助。核桃仁有软便的作用，易腹泻的人不宜多食。
2. 这道食补适合肾虚喘促，如喘息性慢性支气管炎症状的人食用。

杜仲牛膝炖猪腰

【改善肾气不足之腰痛乏力、怕冷、手足冰冷】

食材：猪腰1副、杜仲15克、续断15克、核桃肉30克、米酒10毫升

作法：❶将猪腰切开去肾盏切片，洗净后与杜仲、续断、核桃仁、米酒加水一起炖熟。
❷猪腰可蘸少许细盐食之。

药膳小贴士

1. 杜仲（炒杜仲）可补肝肾、强筋骨、安胎，具有降压、镇静的作用。
2. 续断可续筋接骨、行血消肿、生肌止痛、补肝肾、强腰膝、安胎。
3. 本食补适用于肾气不足所致之腰痛乏力、畏寒、手脚冰冷、小便频数、视物模糊不清。
4. 素食者可以素腰花、核桃、黑木耳或黑豆取代猪腰。

威灵仙汤

【改善关节疼痛、行走不良】

食材：威灵仙12克

作法：将威灵仙加500毫升水煮20分钟后饮用。

药膳小贴士

威灵仙有祛风湿、通经络、止痹痛之效，有助于改善风湿痛、关节疼痛、行走不良，但身体虚弱及气血虚的人要慎用。

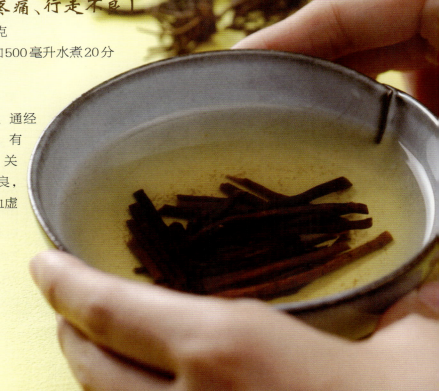

附录：食补、食疗索引

疾病	症状	适合体质或疾病症型	食补	页码
咳嗽	干咳、久咳、口干、口渴	阴虚	二冬蜜汁	57
咳嗽	燥咳、久咳、口干舌燥、咽喉干燥	阴虚	麦冬乌梅饮	59
咳嗽	久咳痰少	阴虚	玉竹炖肉	74
咳嗽	秋天的燥咳、干咳	阴虚	银耳百合冰糖	63
咳嗽	干咳、久咳、气短乏力、体虚咳嗽、气喘	阴虚、气虚	沙参排骨汤	65
咳嗽	寒咳嗽、痰白、口不干	风寒证	冬虫夏草鸡汤	81
咳嗽	风热咳嗽、痰黄、喉咙痛	风热证	菊杏茶饮	142
咳嗽	风寒咳嗽	风寒证	苏叶杏仁粥	143
咳嗽	慢性支气管炎、干咳、久咳	阴虚	百合二冬粥	144
咳嗽	慢性支气管炎咳嗽、久咳	肾虚	杏仁鸡蛋粥	144
感冒	感冒、食欲不振	气虚、脾虚	黄芪大枣炖鸡	27
感冒	风热感冒头痛	风热证	川芎茶	53
感冒	风寒型感冒、流鼻水、筋骨酸痛	风寒证	姜糖茶	146
感冒	风热型感冒、流鼻涕、痰黄	风热证	荆芥粥	147
感冒	风热型感冒、鼻涕色黄、咳嗽、痰白黄或黄色	风热证	菊花芦根茶	145
感冒	风热型感冒、鼻涕色黄、咳嗽、痰白黄或黄色	风热证	薄菊粥	146
咽痛、声音沙哑	口易干渴、出汗多	气虚、阴虚	人参麦冬茶	29
咽痛、声音沙哑	口干口渴、少气乏力	气虚、阴虚	西洋参虱目鱼汤	31
咽痛、声音沙哑	喉咙发炎、口腔溃疡	热证	甘草水	39
咽痛、声音沙哑	咽喉疼痛、声音嘶哑、大便干结	阴虚	梨子银耳汤	128
咽痛、声音沙哑	肺燥津少型的声音沙哑	阴虚	花生蜂蜜汤	148
咽痛、声音沙哑	肺燥津少型的声音沙哑	阴虚	玄麦橘甘汤	149
咽痛、声音沙哑	长期使用喉咙	阴虚	梨汁粥	149
咽痛、声音沙哑	补肾、润肺、口咽干燥	阴虚、肾虚	双耳汤	129
食欲不振	食欲不振、腹泻	气虚、脾虚	山药排骨汤	37
食欲不振	食欲不振、腹胀、腹泻、小儿易流口水	气虚、脾虚	白术糖水	40
食欲不振	食欲不振、口干喜饮	阴虚	石斛甘蔗饮	61
食欲不振	食欲不振、胃冷痛	阳虚、胃寒证	肉桂茴香卤猪肉	87
食欲不振	食欲不振、消化不良、肠胃胀气	脾虚	陈皮皮蛋瘦肉粥	97

疾病	症状	适合体质或疾病症型	食补	页码
食欲不振、消化不良	消化不良、饮食积滞	脾虚	神曲消食饮	99
	消化不良、食积不化、脘腹胀满	脾虚	谷芽消食粉	105
	食欲不振	气虚、脾虚	山药莲子鸡汤	103
	食欲不振、十二指肠溃疡、习惯性便秘	气虚	蘑菇炒马铃薯	120
	食少、病后体弱	气虚、脾虚	人参莲子汤	120
	食欲不振、容易腹泻、年老体弱、久病身瘦	气虚、脾虚	黄芪补气粥	121
	气虚体弱	脾虚、气虚	参苓粥	137
	脾胃气弱	脾虚	白术猪肚汤	136
	消化不良	气虚、脾虚	山药排骨汤	37、151
	脾胃不好、消化力差	脾虚、肾虚	山药面	151
感冒	感冒引起的呕吐	各种体质	藿香饮	153
	胃虚容易反胃、呕吐	胃虚证	乌梅蜂蜜	152
	宿食不消呕吐	虚寒证	豆蔻粥	153
	脘腹胀满	食积症	橘皮粥	154
腹泻	慢性非肠炎性腹泻	气虚、脾虚	党参山药粥	33
	慢性腹泻、食欲不振	脾虚	茯苓粥	93
	腹泻、食欲不振	脾虚	苹果泥	136
	腹泻、食欲不振	脾虚	苹果山药沙拉	135
	头重、食欲差	暑热证	荷叶茶	155
	头重、食欲差	暑热证	车前扁豆粥	156
	消化能力差、平常容易腹泻	脾虚	山药芡莲粥	156
	消化能力差、平常容易腹泻	脾虚	健脾八珍糕	156
便秘	老年人虚性便秘	血虚、阴虚	熟地润肠粥	43
	虚性便秘、肾虚喘促、咳嗽、失眠健忘	阳虚、肾虚	核桃仁粥	83
	老人、产妇、病后、体质虚弱	肾虚、血虚	紫苏麻仁粥	158
	慢性便秘	阴虚、肾虚	柏子仁粥	157
	大便干燥秘结、小便不利、水肿腹满	阴虚、血虚	郁李仁粥	159
	便秘、目红	肝热证	决明子茶	159

疾病	症状	适合体质或疾病症型	食补	页码
消化性溃疡	虚寒性胃痛、腹痛	胃寒证	干姜粥	101
	胃病、胃隐痛、胃溃疡	气虚	大枣饭	35
	因情绪因素而诱发的胃痛	气滞证	行气健胃粥	160
	胃胀痛、紧张胃痛、咽中时觉痰梗	气滞证	橘皮茶	162
	慢性、萎缩性胃炎、消化力差	阴虚	玉竹乌梅饮	161
	胃冷感、胃消化力差、大便稀软	胃寒证	胡椒砂仁炖猪肚	162
高血压	高血压、高血脂、冠心病、体脂肪过高	肝热证	山楂菊花饮	163
	高血压患者肝热目赤，头痛眩晕	肝热证	菊花绿茶饮	165
	一般性高血压	各种体质	芹菜大枣汤	164
	高血压、高血脂、便秘	肝热证	山楂决明子茶	165
	高血压、高血脂	热性体质	海带绿豆汤	165
冠心病	冠心病、高脂血症、老人体虚便秘	血虚、肾虚	何首乌茶	45
	冠心病、高血压患者腰酸头晕	血虚、肾虚	首乌菊花茶	168
	冠心病、高脂血症	痰热证	大蒜山楂粥	167
	冠心病、高血压、高脂血症	痰热证	海带黄豆汤	167
排尿困难、小便不利、泌尿道感染	水肿胀满、小便不利	热性体质	冬瓜粥	169
	小便不利、淋沥涩痛、尿血、水肿、肠炎腹泻	热性体质	车前叶粥	170
	年老体弱、久病虚衰、水肿、浮肿、白带色黄、质黏稠、外阴部搔痒	各种体质、湿热证	红豆粥	170
	泌尿道感染、小便涩痛、小便色深黄	下焦湿热证	绿豆粥	171
	泌尿道感染、小便涩痛、小便色深黄	下焦湿热证	蒲公英二草汤	172
	泌尿道感染、小便涩痛、小便色深黄	各种体质	红豆鸡内金粥	173
	急性尿道感染、频尿、尿急、小便涩痛、小便色黄赤	下焦湿热证	滑石粥	173
糖尿病	糖尿病、口干喜饮	热性体质	芦根麦门冬粥	175
	糖尿病	热性体质	栝楼冬瓜汤	174
	糖尿病尿多	肾虚	五味子炖蛋	175

疾病	症状	适合体质或疾病症型	食补	页码
高脂血症	高脂血症	各种体质	洋葱炒红萝卜	177
	高脂血症	血虚	何首乌粥	177
	老年性高血压、高脂血症	各种体质	荷叶粥	178
	高脂血症、单纯性肥胖	痰热证	荷叶山楂饮	178
肝炎	急性黄疸型肝炎、慢性肝炎急性发作	各种体质	花菜泥鳅汤	180
	急性黄疸型肝炎	热性体质	西瓜皮红豆汤	180
	慢性肝炎	湿热证	茵陈麦芽红枣汤	181
	肝病体弱	各种体质	清蒸甲鱼	180
小儿遗尿	小儿遗尿	气虚、肾虚	黄芪母鸡粥	193
	小儿遗尿	阳虚	荔枝桂圆汤	131、194
	小儿遗尿、呼吸及肠胃系统较弱	气虚、肾虚	参芪鸡内金汤	194
小儿疳积、营养不良	小儿疳积、消化力差	脾虚	鸡内金鳝鱼	195
	小儿疳积、消化力差	气虚、脾虚	山药薏仁粥	196
	小儿疳积、胃口不开、发育迟缓、气血不足	气虚、血虚	羊肉山药粥	196
	小儿疳积、胃口不开、发育迟缓、气血不足	气虚、血虚	参芪鸡肉汤	196
月经失调	阴血不足引起的月经异常及头痛、头晕	血虚	当归炖羊肉	51
	经来时间拖很长,日久身体虚弱	肾虚	艾叶母鸡	182
	妇女血虚、月经不调	血虚	红糖鸡蛋	183
	月经逾时不来、痛经	痰湿证	山楂粥	183
痛经	痛经、月经不顺	阳虚	榴莲老姜红糖汤	131
	痛经	气滞证	佛手姜汤	185
	痛经、妊娠呕吐	虚寒	生姜红糖茶	184
	气血不足型的痛经	血虚	当归生姜羊肉汤	184
白带	白带量多、食欲不振、腹胀、腹泻、消瘦	脾虚	芡实猪肚汤	106
	白带色白质稀如水、身体虚寒	寒性体质	白果莲子炖乌骨鸡	186
	白带色白质稀如水	脾虚	芡实山药排骨汤	187
妊娠呕吐	妊娠呕吐、食欲差	寒性体质	香菜砂仁饮	189
	妊娠呕吐	寒性体质	韭菜生姜汁	188
	妊娠呕吐	脾虚	扁豆汁	188

疾病	症状	适合体质或疾病症型	食补	页码
产后乳少	产后乳少	各种体质	蘑菇猪肉汤	190
	产后乳少、体弱乳房不易胀奶	气虚、血虚	当归黄芪猪蹄汤	192
	产后乳少、体弱乳房不易胀奶	气虚、血虚	羊肉粥	192
	产后乳少、体弱、乳汁产量不足	气虚、血虚	黄芪猪肝汤	192
	产后乳少、乳胀却乳汁不畅	气滞证	麦芽青皮饮	191
青春痘	青春痘兼有便秘症状	热性体质	苏子麻仁粥	198
	青春痘、肠炎腹泻	热性体质	苋菜薏仁粥	199
	青春痘伴有火气大，口干，便秘	肝热证	菊花决明子茶	199
湿疹	湿疹、青春痘	热性体质	绿豆薏仁汤	95
	湿疹、有脚气、下肢轻微水肿、便秘	各种体质	花生红豆汤	201
	湿疹、慢性腹泻、妇女白带	脾虚	白术茯苓粥	200
失眠	失眠、贫血、健忘	血虚	龙眼莲子大枣粥	47
	失眠、神经衰落、盗汗	阴虚	龟鹿二仙胶	71
	失眠、心悸、气短、腰酸痛	血虚、气虚	当归党参腰子粥	125
	失眠、思虑过多	血虚、阴虚	百合柏子仁汤	205
	老年性失眠，老年性便秘	阴虚、肾虚	三仁芝麻蜜	204
贫血	缺铁性贫血	气虚、血虚	樱桃汁	119
	缺铁性贫血、疲劳、头晕、体力差或精神不济	气虚、血虚	桃子干	119
	巨球性贫血、一般贫血	血虚	桂圆桑葚汤	124
	贫血、头晕	血虚	桂圆红枣茶	123
	贫血、倦怠乏力、面色萎黄	血虚	红枣枸杞粥	123
	贫血、病后、产后体弱、肚子冷痛感	血虚、肾虚	当归羊肉汤	125
	贫血	气虚、血虚	党参鸡汤	202
	贫血、平时容易腰酸、乌黑鬓发	血虚	何首乌粥	203
	贫血	血虚	猪肝菠菜汤	203
	贫血、长期失眠	血虚、气虚	荔枝红枣汤	202

疾病	症状	适合体质或疾病症型	食补	页码
筋骨疼痛	四肢肌肉痉挛抽搐疼痛、肠胃痉挛疼痛	血虚	芍药甘草汤	49
	腰膝酸痛、头晕体力差	阴虚、肾虚	桑葚汁	74
	筋骨风湿痹痛	阴虚、肾虚	黑豆酒	69
	腰酸脚软、性功能障碍	阳虚、肾虚	巴戟天酒	90
	肾虚腰痛、风湿性腰腿痛	肾虚、阳虚	淫羊藿鸡血藤酒	111
	肾虚腰痛及性功能障碍	肾虚、阳虚	肉苁蓉羊肉粥	113
	肾虚腰酸、遗精、耳鸣	阳虚、肾虚	补骨脂小茴香炖腰子	79
	腰膝酸痛	阳虚、肾虚	骨碎补排骨汤	90
	腰膝无力、小儿麻痹后遗症、下肢无力	肾虚、阳虚	杜仲猪蹄汤	115
	腰酸膝无力、腰痛、水肿	肾虚、阳虚	杜仲续断猪腰汤	116
	风湿性酸痛、胃冷痛	肾虚、阳虚	肉桂糖水	85
	腰酸背痛、腰膝无力	肾虚	牛膝强腰汤	109
	腰酸背痛、病后身体虚弱、头晕体力差	阴虚、肾虚	桑葚膏	127
	风湿疼痛、病后体虚、神疲乏力、缺铁性贫血	阳虚、血虚	樱桃酒	131
	腰膝冷痛、阳痿、女子不孕、体虚怕冷、手脚冰冷	阳虚、肾虚	肉苁蓉羊肉粥	132
	腰膝冷痛、阳痿、遗精、小便频数	阳虚、肾虚	核桃仁炒韭菜	132
	腰膝酸软、筋骨乏力	肾虚	葡萄枸杞汁	139
	腰酸、子宫下垂、阳痿早泄	肾虚	荔枝酒	139
	腰痛乏力、四肢冰冷、视力不好、阳痿遗精	肾虚	炖猪腰	140
	肾虚腰痛、腿软、老人体虚、气虚便秘	肾虚、气虚	核桃仁	206
	风湿痛、关节疼痛、行走不良	风湿证	威灵仙汤	207
	肾气不足引起的腰痛乏力	肾虚	杜仲牛膝炖猪腰	207
眼科	流眼泪,眼睛模糊	阴虚、肝火证	枸杞菊花茶	67
	肝血不足,视物模糊	阳虚、血虚	菟丝子枸杞蛋	77
	健身明目、改善视力、强身益寿	阴虚	枸杞炒肉丝	129

RENTI SHENQI SHIBUSHU

RENTI SHENQI SHIBUSHU

RENTI SHENQI SHIBUSHU